JN236839

50歳すぎたら
絶対に
やせなさい‼

順天堂大学大学院
加齢制御医学講座教授／医学博士
白澤卓二

三笠書房

［はじめに］

「元気でやりたいことができる！」ための〝健康長寿ダイエット〟

——100歳で太っている人は誰一人いない

自分の人生をもっともっと楽しみたい——何をやるにも、健康と元気が充実していなければなりません。

そんな理想を実現している、元気で自立している100歳を超える方々を「百寿《ひゃくじゅ》者《しゃ》」と呼んでいます。

アンチエイジング研究の現場から、そういうハッピーな方々に出会う機会が多いのですが、それぞれ、生まれも境遇も個性も異なるそんな方々に、ひとつだけ必ず共通していることがあります。

それは**100歳で太っている人はいない**ということ。

ちょっと難しくなりますが、私の専門である長寿遺伝子の研究から見ても、**長寿とやせることは、大いに関係がある**のです。

最近も新聞紙上で話題になりました。

・たらふく食べたサル（アカゲザル）と、必要な栄養は摂りながらもカロリーを70％に制限したサルを17年間にわたって調査、比較すると、後者の「減量ザル」のほうが、毛ヅヤや皮膚が明らかに若々しい

・平均寿命が30日のミジンコも、与えるカロリーを制限すると51日まで生き延びる（1・7倍の長寿）

など、どんな生き物も、**摂るカロリーをおさえると、若々しく、長生きする**のです。

私たちも同じ生き物です。健康で長生きしたければ、やせていることが大きな条件です。

とはいっても、健康長寿のためには、若い女性のように、やみくもにダイエットに走ってはいけません。

まず、**当面の目標は、「今の体重の5％分を3カ月で減らすこと」**です。80キロの人なら4キロ、60キロの人なら3キロです。

そうと決まれば、やり方があります。

くわしくは本文で述べますが、うれしいことに、どんな人でもわずか5％体重を落としただけで、体の中に変化が起こり、血圧や血糖値、コレステロールなど、健康寿命を左右するさまざまな検診数値がよくなっていきます。

しかし、やせて体力が衰えたり、骨が弱くなったり、リバウンドして太ったりしては、元も子もありません。

本書で紹介する「やせ方」には、そんな心配はありません。

ちょっと食事のしかたを変えてみたり、今まで「運動」だとは思ってもみなかった行動を、運動として活かしたり、といった誰もが簡単にできる方法です。

「今までいろいろやってみたけど、やせられなかった人」でも、「ダイエットに取り組んでも長続きしなかった経験がある人」でも、確実に減量し、それをキープすることができるのです。

本書のどれかひとつでいいので、まず試してください。
何をやっても体が軽いことの喜びを実感し、見た目も行動も若々しく生きる新しい毎日が始まることを約束します。

白澤　卓二

*目次

1章 老化は「肥満」で早まる！

――「今の体重の５％」を落とせば、100歳まで元気に生きられる！

2章

「太る→糖尿→寿命が縮む」の悪循環を断ち切れ！

――老化知らずの心臓、肝臓、脳、骨、血管……づくり

3章

「若々しい体と心」を保つやせ方

——50歳までは何をどう食べても大丈夫。しかし、「基礎代謝力」が落ちる50歳からは……

4章 取れなかった脂肪を「スピード改善」「根本治療」する！

——この「超カンタン運動」は、やりすぎないでください

5章

【実証例】

50歳すぎて体が軽くなると、こんなにいいことが！
――「検査値、体力、頭の冴え、見た目、意欲……」この効果

本文イラストレーション　河野やし

1
章

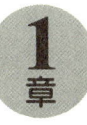

老化は「肥満」で早まる！

――「今の体重の5％」を落とせば、
100歳まで元気に生きられる！

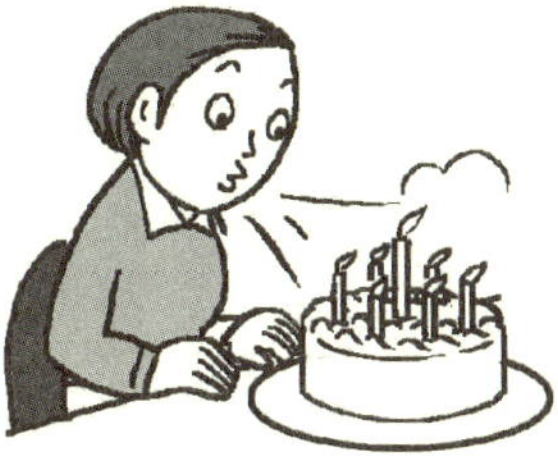

1　50歳すぎたら絶対に太ってはいけない

女性なら毎朝、スカートをはくたびに、下腹が気になりませんか。

男性なら奥さんから、

「ちょっと最近太ってきたんじゃない」

と言われたりしていませんか。

食べすぎが続いているわけではないし、そこそこ体も動かしているのに、太ってきた感じがする。でも、少し太目の「ちょい太《ぶと》」のほうが健康的、ともいうから……。

実は、そんな**50歳すぎで太っている人の体の中では、恐ろしいことが起きています。**


たいして太っているわけでもない……という状態が、さまざまな病気の引き金にな

っているのです。

そうした病気の第一は糖尿病。糖尿病というと、太っている人の病気だと思われています。実際に、欧米の人たちがかかる糖尿病は圧倒的に肥満の人に多いのです。

しかし、私たち日本人では、必ずしもそうではありませんでした。

２００８年、糖尿病に関して注目の研究結果が発表されました。日本人が持っている「糖尿病を起こす遺伝子」が発見されたのです。しかも、日本人の2割にあたる２５４０万人が、この糖尿病になる遺伝子を持っているというのです。

現在、日本では「糖尿病になった人（糖尿病が強く疑われる人）」と「糖尿病になる可能性の高い人（糖尿病の可能性を否定できない人）」を合わせると２２１０万人います（２００7年厚生労働省）。この人数は遺伝子を持っている人の数、２５４０万人に近づいているのです。

この日本人の糖尿病遺伝子を分析していくと、太っていなくても活動する遺伝子であることがわかりました。では、遺伝子レベルの問題ならば肥満は関係ないのかと思われるかもしれませんが、そうではありません。そんな遺伝子を多く持つがゆえに、

私たち日本人の場合は、わずかな肥満でも糖尿病になってしまうのです。

私たちの体の細胞は、糖分がなければはたらきません。そのために、食べものに含まれている糖質がとり込まれ、血液の中で糖に変わるのですが、この糖が体の中でうまく利用できなくなり、血液中にあふれてしまうのが糖尿病です。

血液中にあふれた糖は、血管をボロボロにしていきます。その結果、心臓病や脳卒中といった死に至る病気につながるのです。

現実に、**１００歳をすぎても元気な人で糖尿病を患っている人はほとんどいません。**つまり、糖尿病にかかると健康で長生きすることは難しいといってもいいでしょう。したがって、私たちが１００歳まで元気に生きるには、特に肥満に関して欧米人よりいっそうの注意が必要です。

１００歳をすぎて、自分で食事が摂れ、身のまわりのことができ、特別に手助けがなくても生活ができる——つまり自立し、１００歳という人生を根っから楽しんでいる人。こういう人を「百寿者《ひゃくじゅしゃ》」と呼んでいます。

50歳すぎたら太ってはいけない

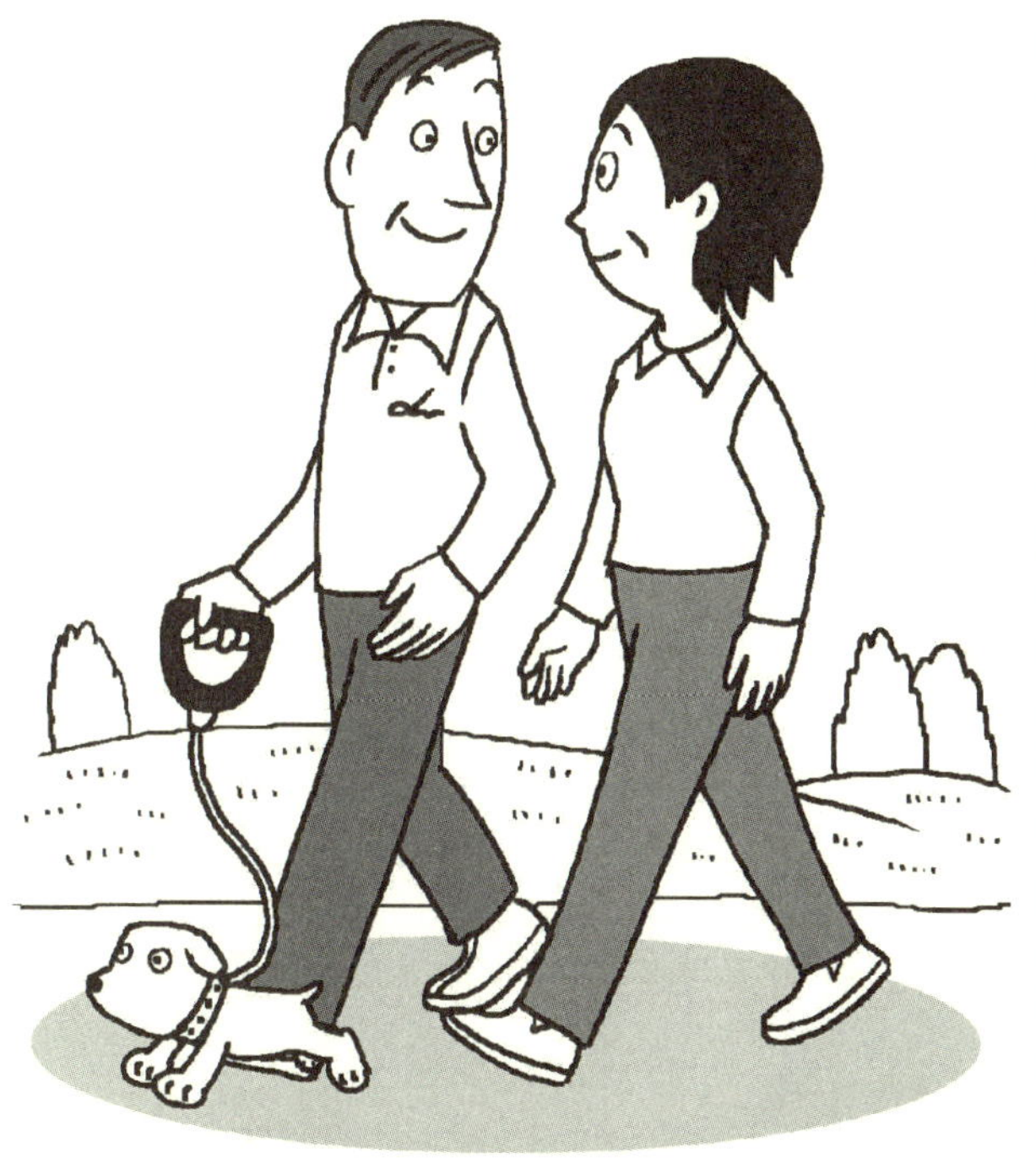

中年以降の肥満は病気の引き金に。

彼らに**絶対的に共通することが、「太っていないこと」**。もちろん、**ガリガリにやせてもいません。**

先ごろ、75歳でエベレスト登頂を果たし、話題になった三浦雄一郎さん。彼のお父さんの三浦敬三さんも著名なスキーヤーでしたが、100歳をすぎてもヨーロッパやアメリカに出かけてスキーを楽しまれていました。まさに百寿者のお一人です。

三浦敬三さんは162センチ、52・5キロ。BMI（45ページ）は20・0でまったく太っていません。100歳を超えても、トレーニングを欠かさなかったので、それなりに筋肉がついていました。そうでなければ、スキーという激しいスポーツはできません。

三浦敬三さんは、買い物も自分でし、食事もすべて自分でつくっていました。まさに「自活」です。健康情報を学ぶことにも熱心で、ご自身が考案された健康法を実行しておられました。これらはみな「スキーを楽しむためのもの」というお話でしたが、その楽しみのためにも、また長生きの秘訣として肥満を上手に防いでいました。

日本舞踊の名取《なとり》の板橋光さんも百寿者のお一人です。板橋さんも100歳になってもバスに乗って、毎週お稽古《けいこ》に出かけていました。

この三浦さんや板橋さんの体を１００歳すぎてから調べたとき、三浦さんの太モモの筋力と骨の強さは60代という圧倒的な若さでした。板橋さんも全体的にバランスがよく、80代の体力と筋力を保持していました。

肥満になっていない――このことこそが健康で長生きする最大の秘訣なのです。

特に、50歳以降に太ってくるのはよくありません。

50歳という年齢は、女性の場合は更年期の始まりです。女性ホルモンが少なくなってきます。女性ホルモンは、体の中でコレステロールを低く保つなどして、動脈硬化の危険を防いだりしています。こんなはたらきをしている女性ホルモンが減少してくるのです。つまり、更年期になると、女性は太りやすくなり、なおかつ動脈硬化の危険が増してきます。もちろん、糖尿病の危険性も高くなっていきます。

男性の場合、女性ほど顕著なホルモンの減少はありませんが、体の中の新陳代謝が衰え、若いころと同じように食べていると、太ってきてしまう時期でもあります。したがって男女問わず50歳ごろから太り始めた人は、今すぐ手を打つ必要があるのです。

2 「若い人のダイエット」と「100歳まで元気な健康減量」はここが決定的に違う

バナナダイエットをはじめ、「△△ダイエット」と称するさまざまな減量法が流行しては、すたれていきます。多くの方法が一時的に注目を集めても長く続かないのは、そのやり方に何らかの無理や問題があるからでしょう。

若い女性が、とりあえずスタイルをよく見せるためにダイエットに取り組むのとは違い、**100歳まで元気に生きるためにやせるのは「体と心の健康のため」**です。

あるダイエット法に飛びついて挫折してしまったり、バランスを欠いた偏食によってかえって体を悪くしてしまっては、少々体重が落ちたとしても何の意味もありません。そのためにも、健康にプラスになり、なおかつ無理なく自然に続けられる方法が大切です。

だからこそ、これから本書で取り上げる減量法は「簡単に・無理なく・誰にでもできる」方法になっています。

実際に取り組まれた方々の代表的な例を5章で取り上げますが、**血糖値や血圧など、検診数値に問題を抱えて診察室にやってこられた方々が、今までできなかった減量に成功し、健康人生を取り戻している**のです。

簡単に、無理なく、誰にでもできる、ということの種を明かすと、**やせようという目標が体重の5％減**だからです。60キロの人なら落としたい体重はまず3キロ。80キロの人でも4キロ。これなら無理なくできるでしょう。

スタイルをよくしよう、出たお腹をすっきりさせよう、という目的もいいのですが、内臓や血管をよくすることが一番の目標です。そのために、まず体重の5％減という目標を設定してください。

体重の5％を3カ月で減らすのが目標です。「美味しそうなケーキをいただいた」「ちょっと今日は歩きたくない」というときは、ケーキを食べてもいいし、ウォーキングを休んでもかまいません。

それをどこかで取り戻せばいいのです。「その日に必ずやらなくては」というのでなく、「1週間くらいの範囲でこれだけやろう」と考えてはいかがでしょう。今日はできなかったから、明日少しがんばろう――これでいいのです。

続けていくことが大切です。そのために、食材選びの簡単なポイント、無理なくできる運動を選択するのが本書の目的です。

このやり方の特徴のひとつは「リバウンドしない」ことです。リバウンドとは、せっかくやせたのに、しばらくすると体重が元に戻ってしまったり、元の体重より増えてしまったりするよくある現象です。

リバウンドが起こる理由は簡単です。無理な減量をしたからです。ここでいう無理な減量とは、体重の5%以上をしかも1カ月以内に落とした場合です。

この本のやり方で行なう3カ月に5%の減量では、リバウンドは起こりません。

リバウンドをくり返していると、体に負担がかかります。

ヨーヨーのように体重が上がったり下がったりをくり返すことを「ヨーヨー現象」

「肥満」がさまざまな病気のスタートに！

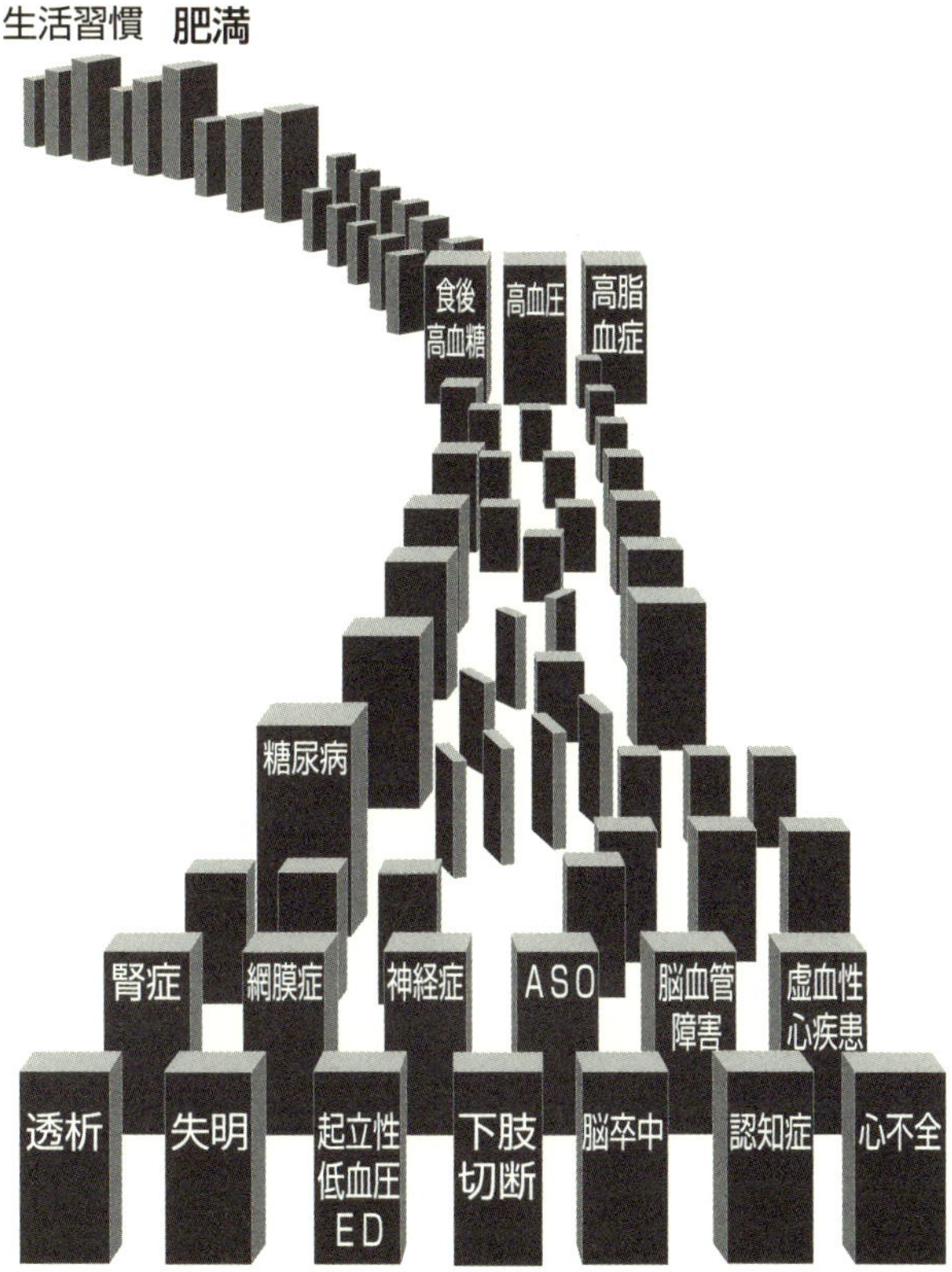

（ASO＝閉塞性動脈硬化症）

「肥満」がきっかけでドミノ倒しが起こる。
「いかに太らないか」が健康長寿を決めている。

（一部改変）

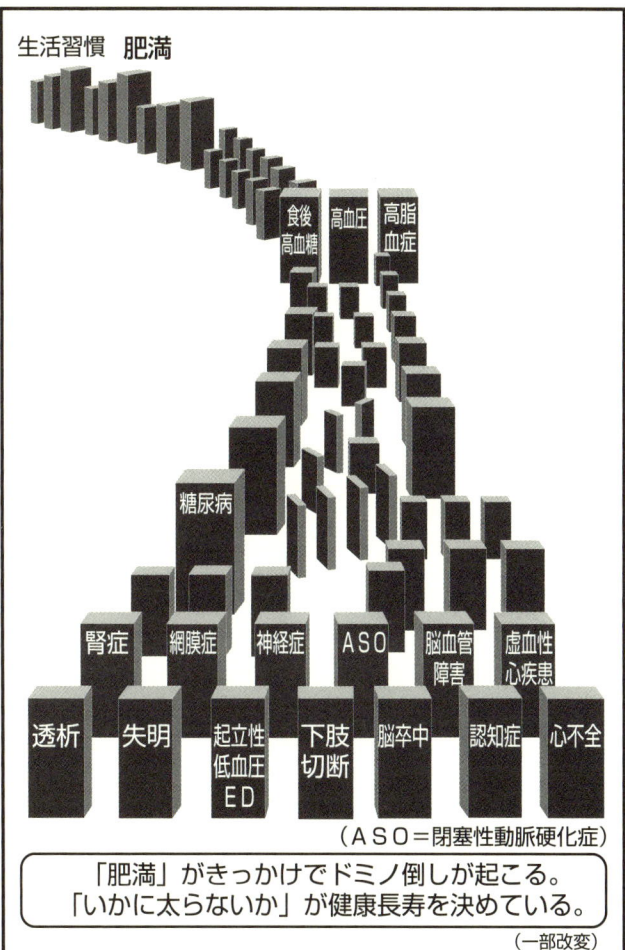

といいますが、この現象が起こるのは、無理な減量に加え、運動不足が原因であることが多いようです。

運動をせずに食べる量を極端に減らしたり、炭水化物をまったく摂らないといった方法でやせると、「基礎代謝」が落ちていきます。

私たちは毎日、呼吸をしたり、何かを食べたりというさまざまな生命維持活動を行なっています。つまり、寝ているときも、何もしないでじっとしているときも、私たちの体はエネルギーを使っています。この生命活動を維持するためのエネルギー量が基礎代謝です。

基礎代謝は、女性では12～14歳、男性では15～17歳で一番高く、年齢を重ねていくにつれて徐々に落ちていきます。

これが落ちると、食べたものが消化しにくくなるので、太りやすくなります。ほんのわずかのカロリーオーバーで簡単に太ってしまうのです。そして「ヨーヨー現象」につながります。これは健康長寿のためには絶対に避けなければいけません。

運動をして基礎代謝を上げていけば、やせていきます。4章でくわしく述べますが、運動だけではなかなかやせられない面がある一方で、運動はやせることに欠かせません。

この本のやり方でやせて体が軽くなる――これをまず一番実感するのは、階段の上り下りです。

日常、なかなかできないことですが、10分間、階段を上り続けたとしましょう。体重が60キロの人は84キロカロリー、80キロの人は112キロカロリーを消費します。60キロと80キロの人では、体重に応じて負荷も異なるからです。

つまり、やせれば、それだけラクに階段を上ることができます。階段の上りも軽く感じるわけです。体が軽くなり、さらに、上るのも簡単になる。まさにやせた効果を実感する瞬間です。

ちなみに階段を上るときに使われるエネルギーは、軽いジョギングに相当します。エスカレーターに乗る人の列に並ばずに、階段を上るのは、それだけでいい運動になります。

やせた効果は階段の上り下りだけに表われるものではありません。

減量に成功した方々がよく言われるのは、一番大きな変化は、「なんでも自分でやるようになった」ということです。たとえば、座っている自分の席からちょっと離れたところにあるものを、「○○取って」と人に頼んでいたのが、当たり前のように自分で歩いて取りにいくようになります。

人に頼んでいたのは、本人は無意識でも、実は体を動かすのがおっくうだったからです。イスから立ち上がる、スッと歩き出す、こうした誰もが普通にしている行為が、体が重いためにできなかったのです。

やせることで、それこそスッと立ち上がることができるようになり、体もスムーズに動かすことができるようになると、今まで**おっくうと感じていたことができるようになります。**

無理なく、自然とやせていくのは、体重増につながっていた習慣がなくなり、１００歳まで元気に生きるいい行動習慣が身についたからです。

「おっくう」という感覚を一切感じなくなる。これがこの本のやり方を実行する大きなメリットのひとつなのです。

※あなたは1日にどれだけ食べると「中年太り」になるか

私たちは生きている限り、どんなときも、たとえ寝ている間もエネルギーを消費しています。これが「基礎代謝」です。基礎代謝は年齢とともに下がっていきます。

つまり、若いときは、基礎代謝が旺盛なので、エネルギーはどんどん消費されます。**同じだけの食事、栄養を摂っても、若ければすぐに使ってしまうためにお腹が減りますが、年を取ると使い切れずに残ってしまいます。**それなのに、若いときと同じように食べれば、エネルギーの摂りすぎで中年太りにつながります。

たとえば男性なら、30～49歳では1日の基礎代謝量として1530キロカロリー必要だったのが、50～69歳では約1割減の1400キロカロリー、70歳をすぎたら1280キロカロリーとなります。

女性の場合でも、30～49歳では1日1150キロカロリーだったのが、50～69歳では1110キロカロリー、70歳をすぎたら1010カロリーと減っていきます。

その減少幅に応じた食生活が必要になってくるのです。

3 「今の体重の5%」を落とすだけでいい

私の患者さんで、65歳の男性、Yさんがいます。

体重は67キロ、身長は164センチ。

血縁関係に糖尿病の人はいなかったのですが、ある年の暮れ、量が多いと血液中の糖が多いことを示すヘモグロビンA1c《エーワンシー》の値が9・1%に上昇していました（4・3〜5・8%が正常値）。糖尿病と診断しなければならない状況です。薬を処方するとともに、食事療法、運動療法を始めました。

Yさんはその年の夏の間は家庭菜園に精を出していたので、体をよく動かしていたのですが、秋になって腰を痛め、体をあまり動かさなくなったとのことです。

さらに、少し晩酌の量も増えていたそうです。

毎日、缶ビールと焼酎のウーロン茶割りを1～2杯、食事も若いころのような量を食べているわけではありませんが、特に制限することなく摂っていました。

そんなYさんでしたが、糖尿病と診断され、一念発起でお酒をやめ、食事も1日1600キロカロリーを目標にしました。そして自宅近くのプールで1時間歩くようにしました。プールでの水中歩行は、体重による負担が少なく、腰やひざに問題がある人に向いています。

それから3カ月。Yさんのヘモグロビン A1cは6・4％まで下がりました。下がったのは、この数値だけではありません。それまで高かった中性脂肪、コレステロール、GOT・GPT（肝機能数値）など、すべての値が基準値以下におさまったのです。

体重は7キロ減り、60キロをキープしています。

わずか3カ月で、数年来高かった体の中の脂肪の値、肝臓の値、もちろん糖尿病の値もすべてが好転しました。

Yさんにとって7キロ減は、以前の体重の約10％に相当しますが、経過を見ている

と体重の５％に相当する３キロを切ったあたりから、数値に変化が表われました。

体重のわずか５％を減量しただけで、体の中では大きな変化が起こっていたのです。

Ｙさんのような食事にも運動にも徹底して取り組む「減量優等生」になるのは難しいかもしれません。

しかし、５％分の体重をどのくらいの期間で減らせばいいかは、現在の体重によって多少異なりますが、おおむね３カ月でいいのです。これなら誰でも無理なく簡単にできます。決して難しいものではありません。

３カ月としたのは、最初はすぐに効果が表われますが、やり続けても効果が目に見えない時期、つまり停滞時期が訪れるから。

この停滞時期を過ぎ、効果を本当に実感できるのが３カ月後なのです。

たとえ停滞時期に入っても、それは誰もが必ず通る道。そういう時期だと認識しておくだけで、次のステップに進むことができるのです。

まず「今の体重の5％減」を！

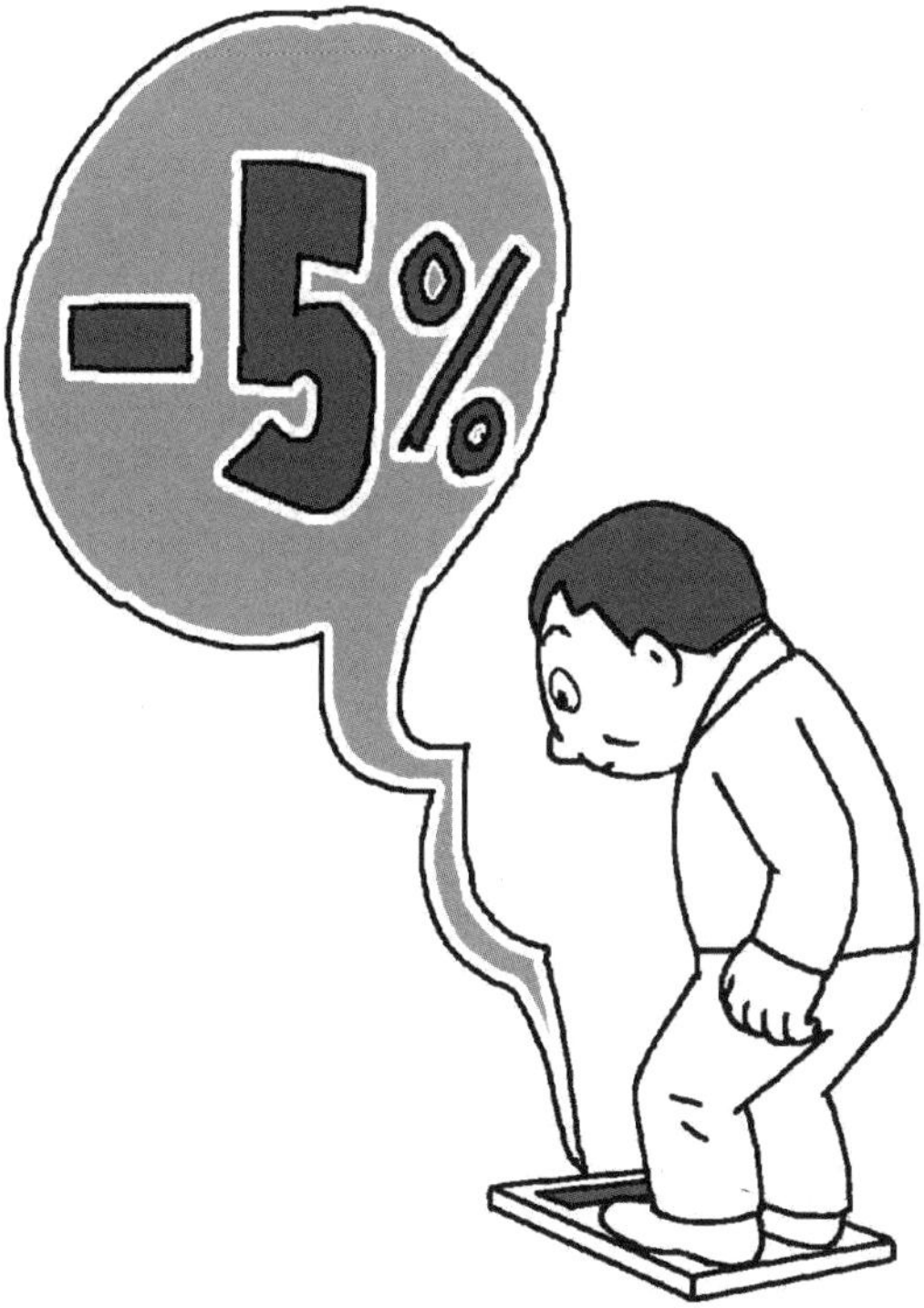

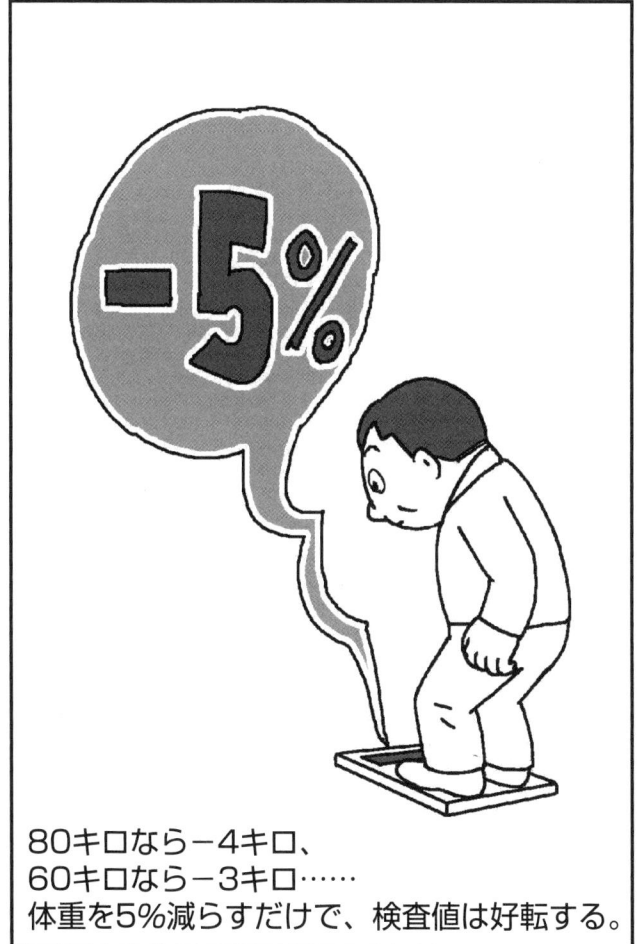

80キロなら－4キロ、
60キロなら－3キロ……
体重を5％減らすだけで、検査値は好転する。

4 中年以降は「やせていいところ」「やせてはいけないところ」がある

じわりじわりと増えてくる、あっという間に増える……体重の増え方にもいろいろあります。

太り方で問題なのは、どのくらい時間がかかったかということより、体のどの場所が太ってきたのか、ということです。

もっとも、1年くらいの短い間に10キロ、20キロと急激に太ってしまったのでは問題があります。血圧をはじめ、中性脂肪などの体の中の脂質の値も一気に高くなってきているはずです。体重の急激な増加によって、関節などにも負担がかかってきます。もちろん、糖尿病を発症する可能性も十分にあります。

しかし現実には、何年もかけて徐々に太ってしまったという人がほとんどでしょう。

ところで、その長い時間をかけて太ってきた箇所はどこですか。

女性に多いのですが、お尻や背中、足、二の腕が太くなってきても、体型としては気になりますが、健康上はあまり心配はいりません。

問題は、下腹付近がぽっこり出てきたときです。下腹あたりが太ってきたのは、内臓に脂肪がついてきた証拠です。これは「リンゴ型肥満」と呼ばれるものです。

お尻や背中につくのは、ほとんどが皮下脂肪といわれるもの。皮下脂肪は文字通り、皮膚の下につく脂肪です。皮下脂肪は、指でつまむことができます。

皮下脂肪は体の中の脂肪をゆっくりと穏《おだ》やかに蓄えます。空腹時も穏やかに脂肪を分解してエネルギーとして役立てます。**「脂肪の長期貯蔵庫」**といってもいいでしょう。女性はこの皮下脂肪がつきやすいのですが、妊娠、出産という女性ならではの役割を果たすためにあるといわれています。長い時間じっくり体を保持するために、皮下脂肪はあるのです。

一方、下腹がぽっこり出てくる内臓脂肪にも、もともとは存在意義があります。内臓脂肪は、必要なときにすぐに使えるよう、体の中の脂肪をいっときの間だけ蓄える

「脂肪の短期貯蔵庫」です。内臓脂肪は、必要になったときにすぐに使うことができるので、たいへん便利な脂肪なのですが、すぐに使われないと、どんどん増えていき、さまざまな問題を起こすのです。

内臓脂肪は、おもに小腸を支えている腸間膜《ちょうかんまく》につきます。ご存じのように小腸は、胃から送られてきた食べものをさらに細かくし、栄養分を吸収しています。そして不要なものを大腸に送る臓器です。この小腸を支えている腸間膜に内臓脂肪がつくのです。小腸はおおざっぱにいえば、おへその付近にあるので、このあたりに内臓脂肪もたまっています。

糖尿病もこの内臓脂肪と大いに関係があります。内臓脂肪がべったりついていると、血液中の糖を体の中にとり込もうとするインスリン自体のはたらきが悪くなるのです。これは内臓脂肪がつくる悪玉物質による作用です。

また、内臓脂肪は腸間膜以外に肝臓などにもつきます。肝臓には糖を一時的にとり込んで蓄えるはたらきがあります。内臓脂肪がついてくると、インスリンに影響して、肝臓の糖をとり込むはたらきが弱くなり、その結果、糖が血液中にあふれ出し、糖尿病が起こるのです。

減量を始めると、うれしいことにまず問題の下腹付近のぜい肉からなくなっていきます。これは、**腹部に集まっている脂肪細胞はサイズの大きいものが多く、分解されやすい**からです。一方で、お尻や太モモなどについている脂肪細胞は、分解されにくく、なかなか落ちていきません。

特に女性に多い「洋ナシ型肥満」といわれる、下半身が太い人の場合、この部分がすぐにやせていきませんが、食事や運動を変えて体がやせられる体質に変わっていくと、悩みのお尻や太モモも自然と細くなっていきます。

ここであげた「リンゴ型肥満」「洋ナシ型肥満」という肥満タイプの分け方はヒップとウエストの比でわかります。ウエストをヒップで割ってください。女性でも男性でもその値が0・7以下なら、洋ナシ型肥満です。

一方、この比が、女性で0・8以上、男性で1・0以上の場合がリンゴ型肥満です。

男性の場合で見るとよくわかりますが、ヒップもウエストもサイズが同じ、つまりお腹が出ているタイプがリンゴ型肥満。お尻のほうが大きいタイプが洋ナシ型肥満です。リンゴ型肥満の人のお腹についている内臓脂肪こそ、メタボリックシンドロームとされるさまざまな病気の原因です。

だからこそ、**やせる目標は、ズバリ「下腹ぽっこり」を取り去ること**なのです。

先に、「3カ月で体重の5％を落とすのが第一目標」と述べました。

リバウンドせず、体に負担をかけないためですが、実際にもっと早く、短期間でやせようとすると、「やせる」というより「やつれる」感じになってしまいます。**やせるスピードが早いほど「やつれた感じ」が強くなります。体に無理がかかっている証拠です。**「やせられた、でも体を壊した」では意味がありません。体重を落とすペースの目安は1カ月で多くて2キロでしょう。これ以上のスピードでやせてはいけません。

最初から目標を高くして、これを早く達成しなければと思うと難しくなります。3カ月で体重の5％減なら、そんなに高いハードルではありません。しかも、ゆっくりに、です。徐々に体重を落としていくことが健康を守る上で大切なのです。

1カ月で2キロ以上やせてはいけない

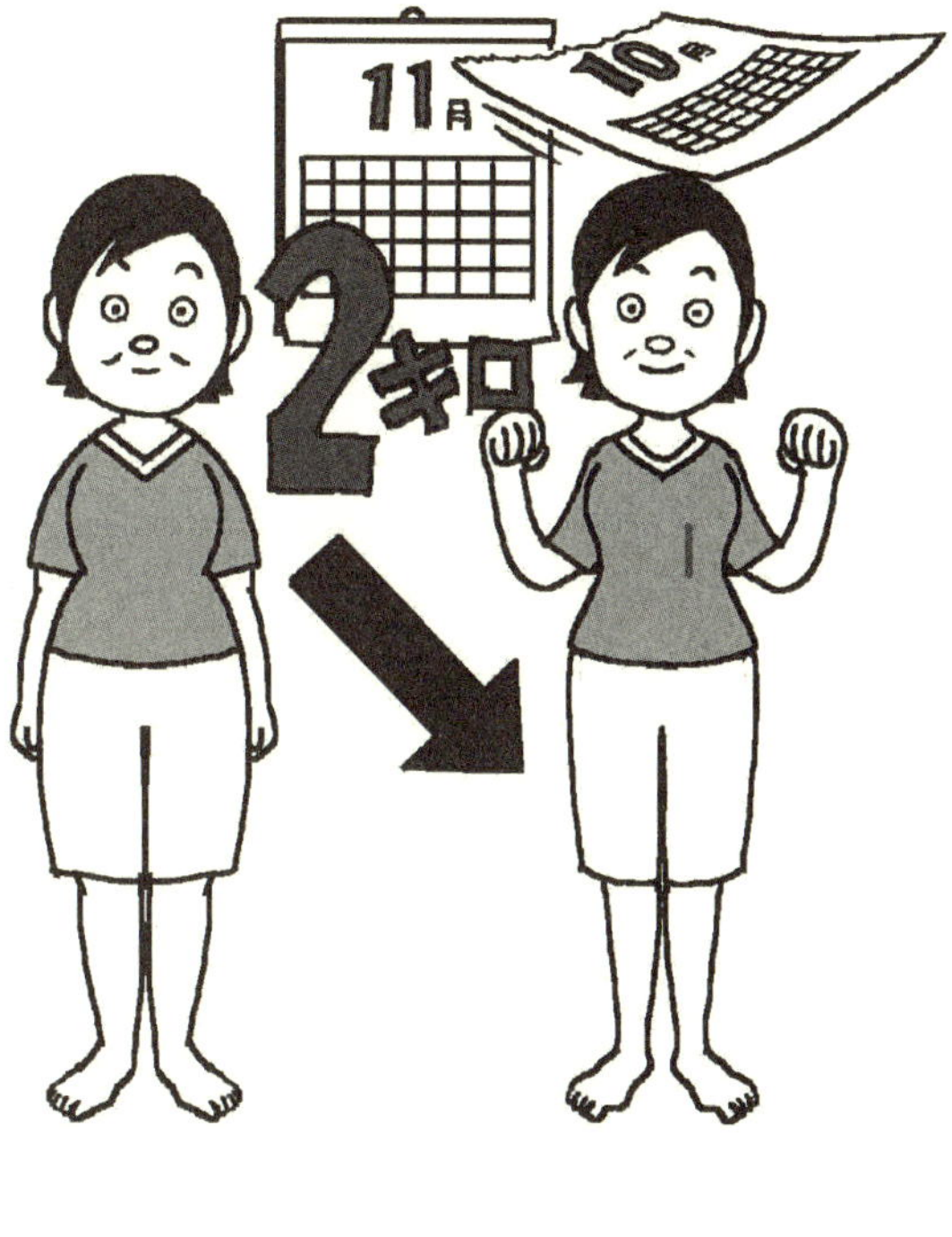

健康長寿のためには「スピード減量」は禁物。
「やつれる」やせ方は体に負担大。

5 おいしく食べて、楽しみながらやせなきゃ損！

日本で最初の養護学校「しいのみ学園」を創設し、現在も園長を務めている昇地三郎《しょうちさぶろう》さんは１０３歳になります。

昇地さんは、１００歳をすぎてから3年間毎年続けて世界一周をし、自ら考案した幼児教育法を普及させるために講演活動をしておられますが、その健康の秘訣は「よく噛むこと」。

ひと口30回は噛むといいます。うどんでも30回、堅い肉なら40～50回と噛みます。「小食全栄養主義」といっておられます。

ご兄弟も健康長寿で、みなさんが集まると食事時間がたいへん長くなるそうです。これもみなさんの習慣になっているからです。

よく噛んで、味わって食べるようになると、素材の味そのものがよくわかるようになります。旬のものほどおいしいことがわかってきます。素材の味がわかるようになったら、食べることが楽しくなってきます。しかも食べる量が少なくすむ。こうなれば必ずやせていきます。

この舁地さんの例に見るように、やりたいことができて、毎日を充実して生きるためには、無理な方法ではいけません。

「よく噛むこと」がおいしく食べることにつながり、それが健康減量につながっているのです。

3章では、具体的にどんな食生活が一番効果的なのかを考えていきますが、どの方法も**「おいしく味わい、満足**（『満腹』ではありません）**できるもの」**ばかりです。

そして、それを続けるためには「いつでも簡単にできること」が必要です。特別な食材を買ったり、手間ひまがかかる食事では長続きしません。

4章で取り上げる運動も同じです。

1章のポイント

☆今すぐできること

◎まず「今の体重の5％分」だけを減らす

◎自分の体の「どの箇所」が太ったかをチェック

◎よく噛んで食べものを「味わう」

◎頑張りすぎて1カ月に2キロ以上落とさない

2章

「太る→糖尿→寿命が縮む」の悪循環を断ち切れ！

——老化知らずの心臓、肝臓、脳、骨、血管……づくり

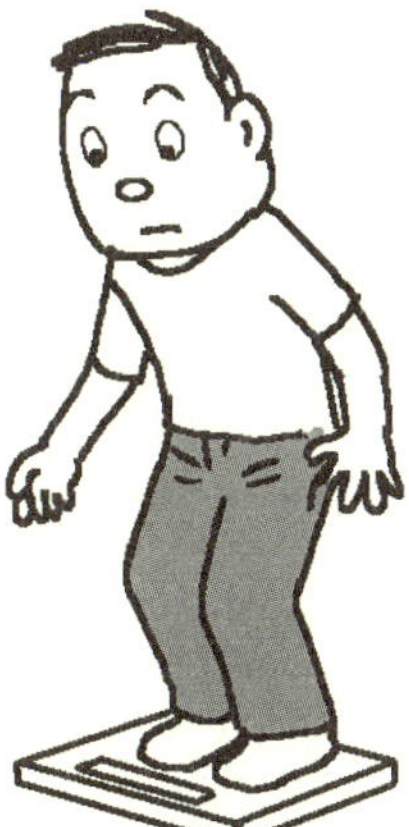

1 「20歳のときの体重」と「今の体重」を比べてください

昨日、体重計に乗りましたか。

測らなかった、という人は今すぐ測ってください。

そのあなたの体重は若いころと比べてどのくらい増えていますか。

若い時分と比べて体重も体つきもそう変わっていない、という人もまれにいますが、多くの人は体重も増えているし、体つきもお腹まわりを中心に変化しているのではありませんか。

少しずつ体重が増えてきている人は、あまりその変化に気がつかないかもしれません。

今がいい機会なので、**あなたの20歳前後の写真を引っ張り出して見てください。**

こんなにやせていたのか！　と思うはずです。

逆に言えば、こんなに太ってしまったのです。

体型も変わっているでしょう。昔はよかったなどと懐かしむのが目的ではありません。今のあなたの状態をしっかり把握することが大切です。

ところで、何歳ごろの体重があなたにとって一番理想的なのでしょうか。

理想的な体重は、BMI《ビーエムアイ》という計算式で求めることができますが（45ページ）、20歳ごろの体重を目安にすれば間違いありません。

20歳ごろの体重プラス5キロ。もし、これ以上太っていたら、健康長寿への危険信号がともっています。

ここに20歳からの体重の変化を年代別に調べ、それぞれどのような健康上の問題があったかを調べた統計があります。

・血圧——体重が10キロ以上増えた人では血圧が高い人が多く、減った人ほど血圧が低くなっている

・心臓病、胆石、糖尿病――10キロ以上体重が増えた人と2～3キロしか増えていない人では、リスクが3倍も違う

このような報告データがあるのです。

たとえば20歳のときにやせていた人なら、それから多少太っても、正常の範囲にとどまるかもしれません。

しかし、10キロ以上太ってしまった場合は、リスクが非常に高くなっています。厳重な注意が必要です。

体重増は、見た目はもちろんですが、体の中ではもっと大きな問題につながっているのです。

「20歳の自分」に比べて何キロ太ったか

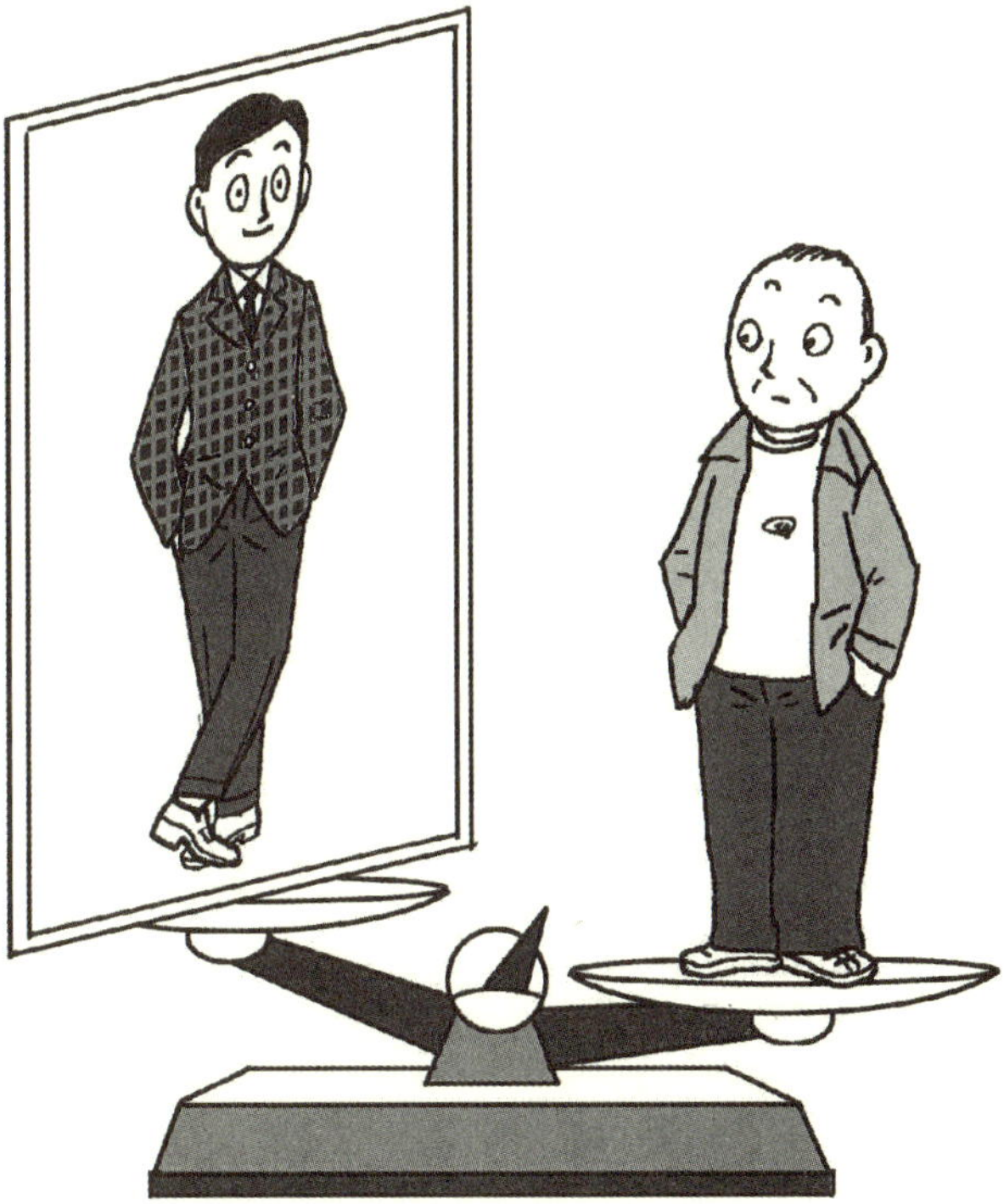

10キロ以上増えていると、血圧、糖尿、
胆石、心臓病のリスクが高くなる。

2 「中高年肥満」は糖尿病の危険性が5倍

肥満と糖尿病。昔から密接な関係があると言われてきましたが、近年、さまざまな研究によって、その密接度合いがさらに明らかになってきています。

ある大企業の従業員を対象に、太っている人、体重が増えた人がどのような病気になるかを調べました（国立健康・栄養研究所、高田和子研究員）。

心臓病やがん、脳血管の疾患（脳卒中）といった病気にかかったことがなく、昼夜の交代勤務などもなく、しかもいろいろな検診データがそろっていた4737名を4年間にわたって調査したのです（対象・調査開始時に高血圧ではなかった人〔4001名〕、糖尿病でなかった人〔4385名〕、高コレステロール血症でなかった人〔2995名〕が対象）。

あなたの「肥満度」チェック
（身長と今の体重を当てはめて計算）

体重□kg÷（身長□m×身長□m）＝BMI

たとえば、身長165センチ、体重70キロなら
70 ÷（1.65×1.65）＝25.7→判定：肥満

BMIの数値	判定
18.5未満	低体重
18.5以上～25未満	普通体重
25以上～30未満	肥満
30以上	高度肥満

その結果、まず肥満の指標であるBMIが22の人は、やせている18・5の人と比べると、高血圧のリスクは2倍になることがわかりました。BMIが27になると3倍になりました。

糖尿病と高コレステロールに関していうと、BMIが29を超えると、それぞれのリスクは4～5倍になりました。つまり、**太ってくると、糖尿病や高コレステロール血症になる可能性は5倍**になるわけです。

高血圧のリスクが2倍になったBMI22という値は肥満とは判定されません。BMI29にもなれば肥満といえますが、それでもかなりの肥満というわけではありません。

ところが、一般的に肥満とはいえないＢＭＩ22程度でも、高血圧、糖尿病、高コレステロール血症にかかるリスクが高くなっていたのです。

そこで、次にどのくらい太ったら、リスクが高くなるかを調べました。

調査した4年の間で2キロ以上太った人は、太らなかった人と比べると、高血圧で1・2倍、高コレステロール血症で2倍リスクが高くなりました。

わずか2キロ増です。たったこれだけ太っただけでも高血圧、糖尿病などのリスクが高くなったのです。つまり私たち日本人は、たいして太らなくても、血圧は高くなり、血液の中は脂まみれになり、糖であふれることが実際に証明されたのです。

加えて女性の場合、4キロ以上の大きな赤ちゃんを産んだことがあると糖尿病になりやすいとされています。妊娠中に糖尿を発症し、高血糖になりますが、赤ちゃんはインスリンを正常に分泌できるので、糖質をとり込み、体重が重く生まれてきます。

そしてもう一つ、男女ともに、中高年になると糖尿病になる割合がグンと高くなります。「中年太りはしようがない」と思っているかもしれませんが、ほうっておくと糖尿病という病気が確実に待っています。今すぐ手を打たなければいけません。

「太っている」だけでこんなに糖尿病になりやすい！

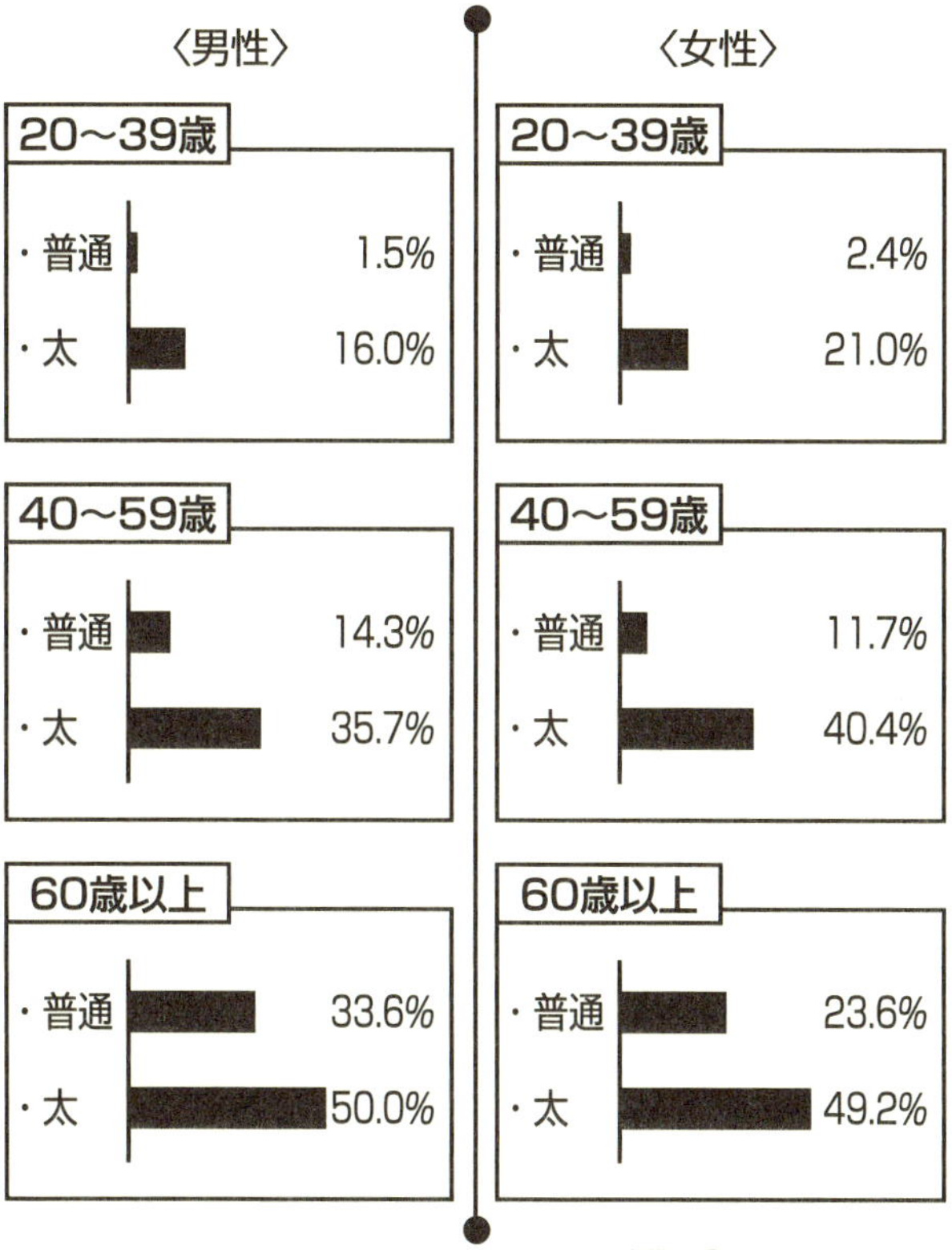

(2002年・厚生労働省「糖尿病実態調査」より)

(「普通」はBMIが18.5〜25の普通体重の人、
「太」はBMIが30以上の高度肥満の人。)

40歳をすぎて太っていると、男女とも糖尿病になる割合がこれだけ高くなる。

3 こんな「隠れ肥満」を見逃すな

自分では太っていないと思っている人、見た目では太っていない人……こういう人こそ安心してはいけません。「隠れ肥満」というやっかいな肥満の場合があるからです。

隠れ肥満とは、体重は適正体重の範囲なのに、体脂肪率（内臓脂肪や皮下脂肪＝31ページ）が高いこと。これは、体脂肪率が測れる体重計に乗れば、すぐにわかります。

最近は体重計のほとんどが体脂肪率も測れるようになっています。

体脂肪率のわかる体重計に乗ってみると、家族の中でも年齢、性別で体脂肪率がずいぶん違うことに驚かれると思います。

一般的に体脂肪率の数値を見る目安として、

▼女性で、
体脂肪率が20％未満……………やせ気味
20〜25％未満………正常値
25〜30％未満………やや肥満
30％以上……………肥満
▼男性で、
体脂肪率が15％未満……………やせ気味
15〜20％未満………正常値
20〜25％未満………やや肥満
25％以上……………肥満

今の、あなたの体脂肪率はどのくらいでしょうか。本書を読み始めている今の数値と、これからの数値を記録しておくことです（記録の効用は154ページ）。

なぜ、多くの体重計が体脂肪率まで測れるようになったのかといえば、先にもふれたように、**たとえ体重が適正の範囲内でも、体脂肪率が高ければ健康長寿のためには今すぐ手を打つ必要がある**からなのです。

この体脂肪の中でも特に「内臓脂肪」の割合が問題です。中高年を襲う高血圧や動脈硬化を引き起こす高脂血症など、諸悪の根元は内臓脂肪にあります。もちろん、肥満のモトでもあります。

内臓脂肪の量を厳密に調べるには、ＣＴスキャンを使って、お腹の横割り映像を撮影し、分析するのですが、簡単に知るにはお腹まわりを測る方法があります。**おへそまわりが女性で90センチ、男性で85センチ。これ以上太い場合には「内臓脂肪肥満」と判断できます。**

内臓脂肪肥満と関係するいくつかの病気の中で、なんといっても怖いのが糖尿病です。そして、「**隠れ肥満**」とも関係があるのが、「**隠れ糖尿病**」です。

これは**糖尿病があるのに、それが検査では見つからないという場合**です。

糖尿病の検査というと、健康診断などでやるように血液中の糖を計ります。

よく「検査の日は、朝食は食べないでください」などと注意事項を言われるでしょう。健康診断では胃の検査などのために、胃を空っぽにする必要があるための指示でもありますが、空腹のときの血糖値を調べるためでもあります。

空腹時の血糖値は、9時間以上食事を摂っていない状態の数値であることが原則なので、朝食を摂らずに前日の夕食からの空腹時間をつくるのです。

空腹時の正常血糖値は70〜１１０mg/dlです。

これが１２６mg/dl以上あると、糖尿病と診断されます。

１１１〜１２５mg/dlまでは「境界域」です。これは糖尿病と正常の境目ということですが、安心してはいけません。境界域の場合、さらに検査が必要になります。

この空腹時の血糖値が糖尿病かどうかの目安ですが、**近年、この「空腹時の血糖値」より「食後の血糖値」のほうを重要視する**ようになってきています。

食後の血糖値は、食事の2時間後に計る血糖値のことですが、糖尿病ではない人は、この値が１４０mg/dlより高くなることはほぼない、とわかっています。

つまり、空腹時の血糖値の検査で糖尿病と診断されても、食後の血糖値が１４０mg/dl

以下なら糖尿病ではないと考えられるのです。

ちょっと難しくなりますが、食後にはインスリンがより多く出てくることが必要になります。ところが、糖尿病の人の場合、血糖値の上昇に対する反応が鈍く、このインスリンの追加分泌のタイミングが遅れることがあります。このとき、糖が足らないと判断した肝臓が糖をつくり出してしまい、そのはたらきを抑えることができないために血糖値が下がらないのです。

このように、**インスリンのはたらきをより正確に知るには、「食後の血糖値」を調べる必要があります。**

食後の血糖値を調べる方法以外に、「ブドウ糖負荷試験」という方法もあります。これは、ブドウ糖を溶かした液体を飲んで、一定時間後に血糖値がどのくらい減っていくのかをチェックするやり方です。

75グラムのブドウ糖を溶かした水溶液を飲み、1時間後と2時間後（30分後に計る場合もある）に血糖値を調べます。2時間後に200㎎/dlを超えていると、糖尿病と診断されます。

食べたものの内容によって食後の血糖値も変化してしまうので、ブドウ糖を使えば、こうした心配はなくなります。また、時間をおいてチェックしていくので、より正確なインスリンの分泌量などがわかり、インスリンの効き方がどうなのか、また、インスリンの量が減っていないかなどもわかります。

また、最近では、ヘモグロビンＡ１ｃという検査も行なわれています。この検査も食事内容に左右されません。

よく、**検査の前に食べる量を減らしたり、炭水化物を減らしたりして、検査数値をよくしようとする人がいます。**一時的に数値をよく見せようと取り繕《つくろ》うよりも、今の状態を正確に診断して手を打つほうがよほど大切です。しかし、**このヘモグロビンＡ１ｃ検査は、たとえこうした小細工をしてもいっさいムダなので、より正確な状態がつかめる**のです。

（ヘモグロビンＡ１ｃは、ブドウ糖と結びついたヘモグロビンで、酸素とくっついて体中に酸素を運ぶが、酸素だけでなく、血液中の余分な糖ともくっつく。ヘモグロビンは糖とくっつくと離れることはないので、この量が多いと、血液中の糖が多いこと

になる。しかも、ヘモグロビンの寿命は120日あるので、過去までさかのぼることができる）

このヘモグロビンA1cの割合で、糖尿病の状態がよりくわしく診断できるのです。

・10％以上……………きわめて悪い状態
・8・0〜9・9％……治療法の見直しが必要と思われるくらい悪い状態
・6・6〜7・9％……やや悪い状態
・5・8〜6・5％……治療の目標値
・5・8％未満…………糖尿病ではない

このヘモグロビンA1cの検査をすると、「隠れ糖尿病」も発見することができます。

糖尿病も発見が早ければ、無理せずに正常の状態に持っていくことができます。そして、その正常の状態を維持していれば、糖尿病は治ったと考えてもいいのです。

こんな人は糖尿病に要注意

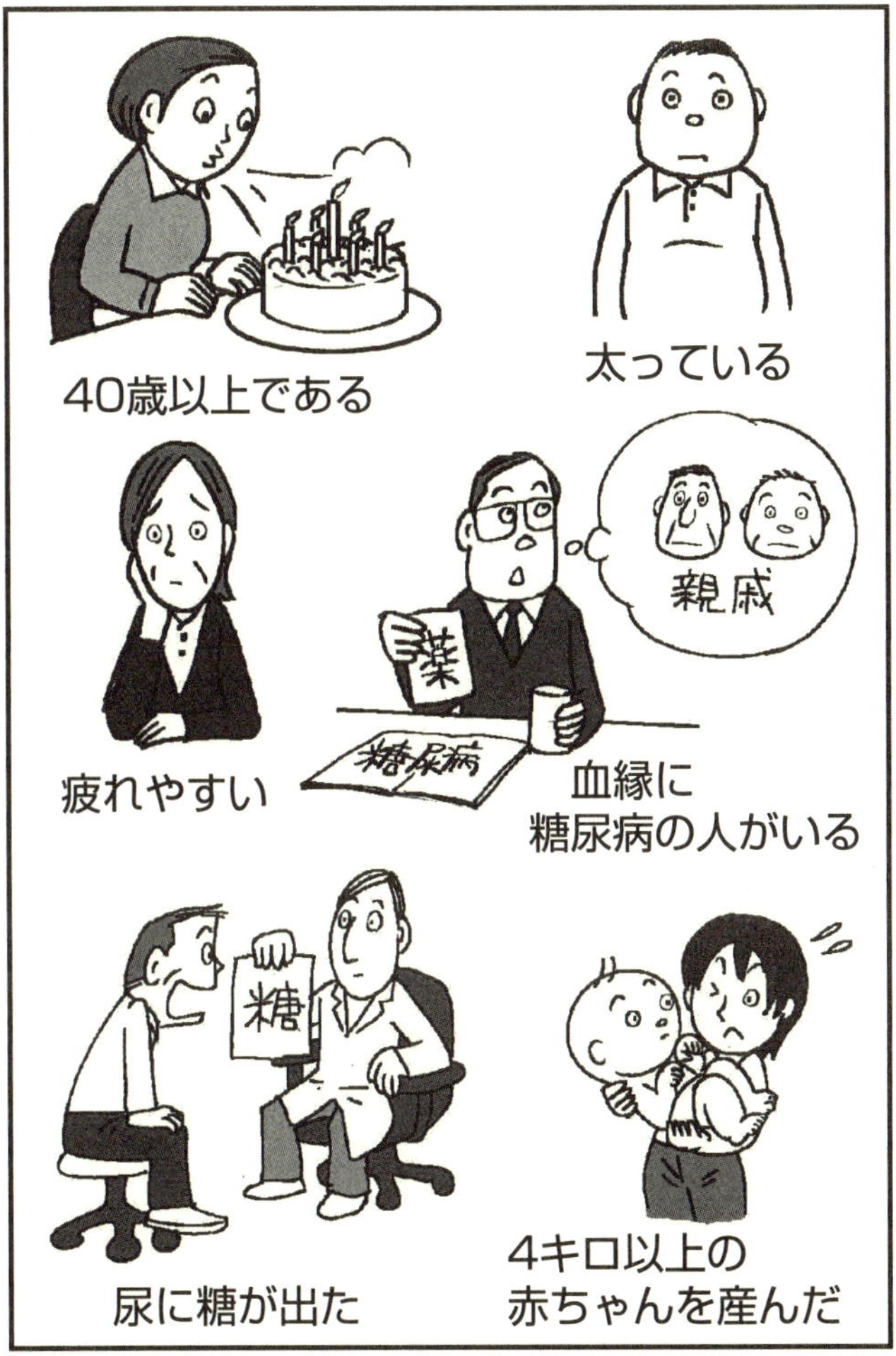
40歳以上である
太っている
疲れやすい
薬
糖尿病
親戚
血縁に
糖尿病の人がいる
糖
尿に糖が出た
4キロ以上の
赤ちゃんを産んだ

4 「体重は変わらないのにお腹が出てきた人」の体の中

体が重くなったのは、体の中の脂肪が増えてきたからです。

これは間違いありません。ぽっこりとお腹が出ていませんか。お腹の肉がつまめませんか。**「ぽっこりお腹」**や**「つまめるお肉」**は、**脂肪であり、かたまりです。**

前項で、体脂肪率が女性で25％以上、男性で20％以上ならやや肥満だと述べました。女性はもともと皮下脂肪が多いので、体脂肪の割合も男性より多くてもいいのです。

それにしても、**体脂肪率が30％を超えているようなら、これは重大事といっていいでしょう。**体の中で脂肪の割合は20％くらいがいいのですが、これ以上増えてくると、まさに「体が重い」という状態になります。

脂肪と筋肉で重さを比較すると、筋肉のほうが比重が重くなります。わかりやすく

太ると体の中の細胞はどうなるか

（マウスの例）

〈通常の皮下脂肪〉→〈単純肥満〉→〈病的な肥満症〉

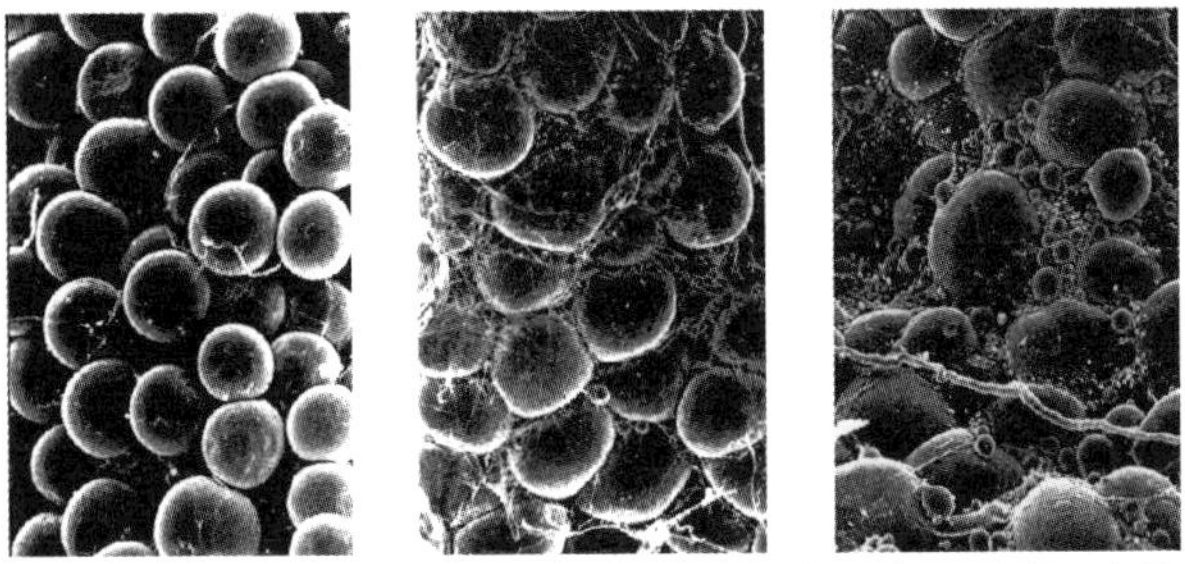

マウスも肥満になると、細胞も太り、病的に糸を引いたようになる。

いえば、筋肉と脂肪を同じ重さにして、大きさを見ると脂肪のほうが明らかに大きい。トレーニングをよくしている人が、筋肉がついて見た目もほっそりしてきたのに、体重を測ると以前とそう変わらないのは、筋肉と脂肪の比重が違うからです。

しかし、いくら筋肉がついても「体が重い」と感じることは少ないでしょう。筋肉がつくと、かえって軽くなったと感じるはずです（ちなみに人の体で一番重いのは骨です）。**「体が重い」と感じるのは、脂肪が増えてきたとき**なのです。

ところで、体の中で脂肪が増えてくるの

は、どのような状態なのでしょう。脂肪を蓄えている細胞（脂肪細胞）そのものの数が増える場合と、脂肪細胞自体が太ってくる場合が考えられます。**脂肪細胞の数が増える**のは、胎児期、乳児期、思春期に集中しています。体を大きく育てるこの時期に脂肪細胞が増えるのは納得がいきます。しかし、注意してほしいのは、この時期の肥満は脂肪細胞の数を必要以上に増加させてしまうので、その後、なかなかやせにくいといわれていることです。

一方、**脂肪細胞自体が太ってしまう**場合はどうでしょうか。ひとつの脂肪細胞が脂肪を蓄える能力は、その細胞の直径で20倍、容積で400倍もあります。つまり、ひとつの細胞が米粒大にまでなってしまうくらいため込むことができるのです。

最近の研究では、成人になっても脂肪細胞が分裂し、数を増やすことがわかってきました。通常、成人では、脂肪細胞の数は250億～300億個といわれていますが、太っている人では、400億～600億個になります。

脂肪細胞が脂肪をとり込み、太ってしまうと、脂肪細胞が分裂を起こし増えていきます。**あなたの体の中で脂肪細胞一つひとつが米粒大にまで太ってしまい、なおかつ**

数も増えていくなんて――想像するだけでぞっとしませんか。

では、この増え続けようとする脂肪細胞を減らすことはできないのでしょうか。

以前は不可能といわれてきましたが、近年の研究で減らせることがわかりました。特に**効果的な運動によって、脂肪細胞が減る**ことが確認されています。

太ったネズミの実験ですが、週に5日、9週間続けて、動くベルトコンベアの上を走らせるトレッドミル運動をさせました。

運動の量は分速15メートルの速さから始め、最終的には分速30メートルの速さまで上げ、これを90分間行ないました。その結果、ネズミたちは脂肪細胞が減り、見事にやせたのです。

運動をすることで脂肪細胞を小さくさせるだけでなく、脂肪細胞そのものを減らすことができたのです。

では、私たちにはどんな運動が効果的か。簡単にできて、楽しく続けられる方法を4章で具体的にあげていきましょう。

☆今すぐできること——2章のポイント

◎20歳のときの写真と今の自分を比べてみる
◎50歳すぎたら食べる総量をそれまでの1割減に
◎「体重」だけでなく「体脂肪率」も測る
◎「検診の前だけ食事を控える」などの小細工をしない
◎「ヘモグロビンA1c」の検査値に特に注目

3章

「若々しい体と心」を保つやせ方

――50歳までは何をどう食べても大丈夫。
しかし、「基礎代謝力」が落ちる50歳からは……

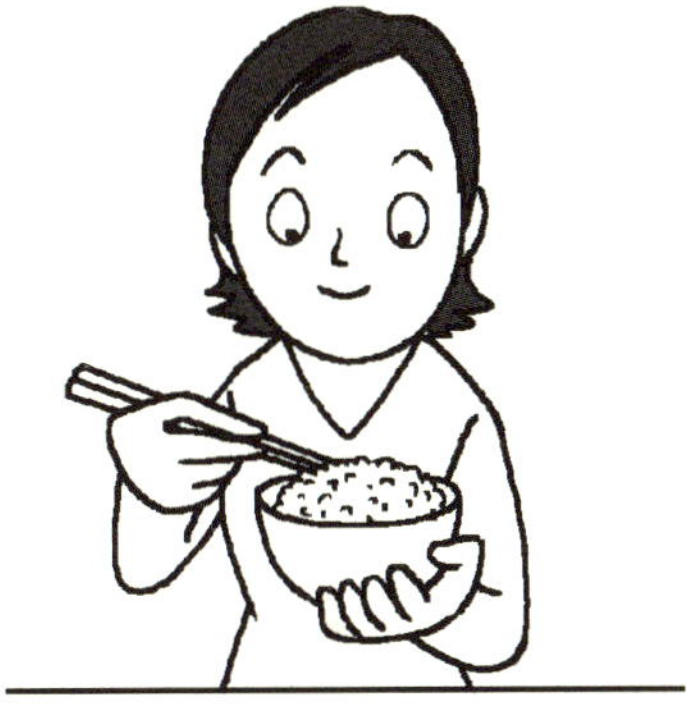

1 「実年齢」より「肉体年齢」を若くする食べ方10カ条

人はみな老いるものです。しかし、その老いの早さは人によって異なります。**老いをゆっくりと進ませる、もしくは遅らせることができれば、老いによって起こる病気にかかる時期を遅らせることもできます。**

老いを遅らせ、私たちの生きる「時」を充実させようというのが、アンチエイジングの考えです。

この重要性を感じたのは、アルツハイマー病の研究をしていたときです。この病気は年を取るとともに増えてきます。もし、老いを遅らせることができれば、アルツハイマー病を予防できるのでは、と考えたのです。

そして、100歳を超えても元気な人たちを調べていくと、アルツハイマー病の兆候があまりありません。健康に長生きすることこそ、老いからくる病気を克服する道だと考えたのです。

それから、１００歳を超えても元気に生活をしている人の食事、生活ぶりをつぶさに観察しました。

また、一方で長寿遺伝子（69ページ）の研究もしました。長寿遺伝子が体の中で活発にはたらくためには、食事がたいへん大切だということもわかりました。

これらの研究の成果から明らかになった、**１００歳まで元気に生きるための食生活の基本ルール10カ条**をあげておきましょう。

これら10カ条を実践して、食事を楽しめば、糖尿病を予防し健康的にやせられるだけでなく、やりたいことが思い通りにできる健康長寿を手に入れることができるのです。

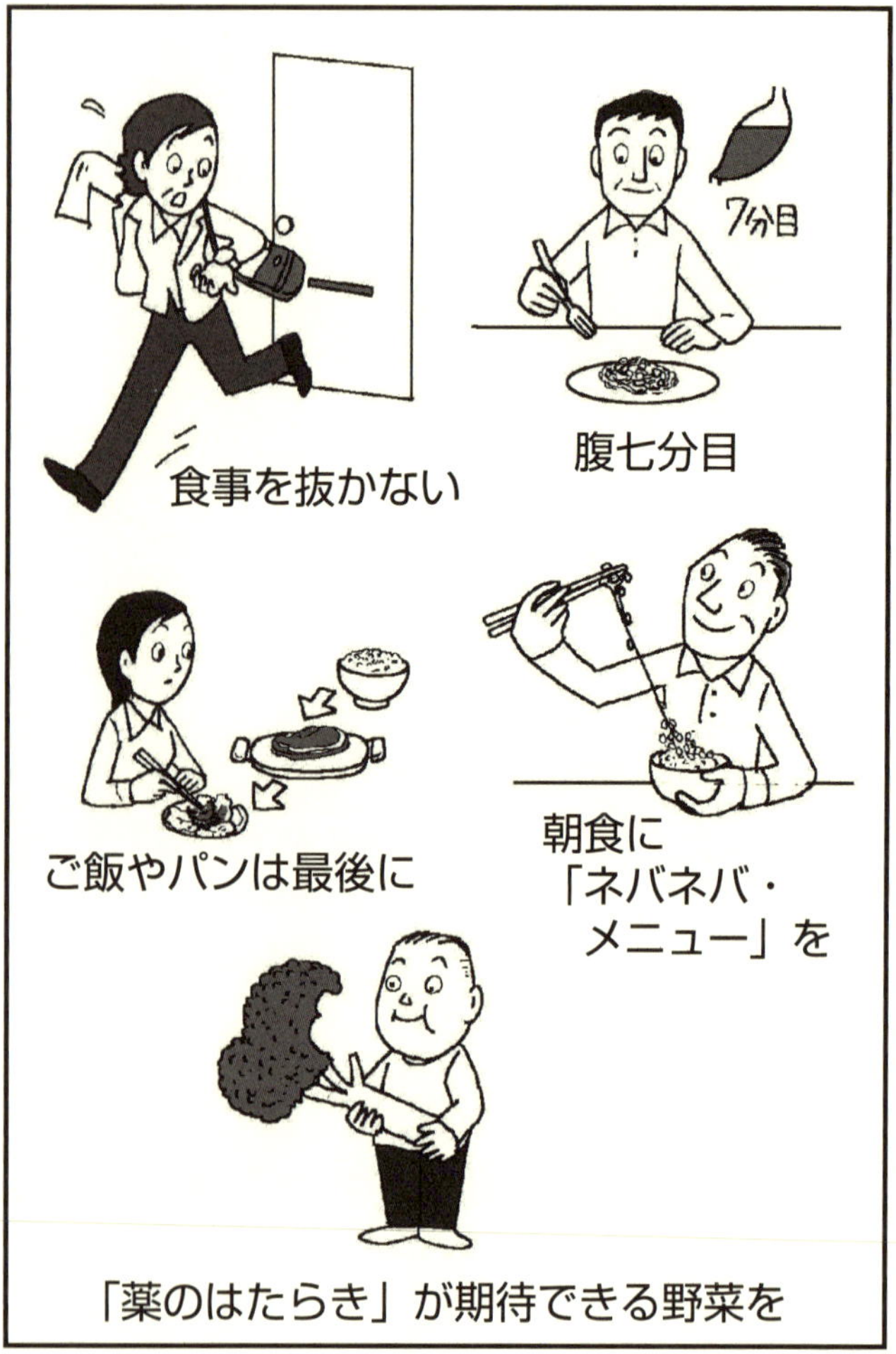
7分目
食事を抜かない
腹七分目
ご飯やパンは最後に
朝食に
「ネバネバ・
メニュー」を
「薬のはたらき」が期待できる野菜を

肉体年齢を若くする食べ方

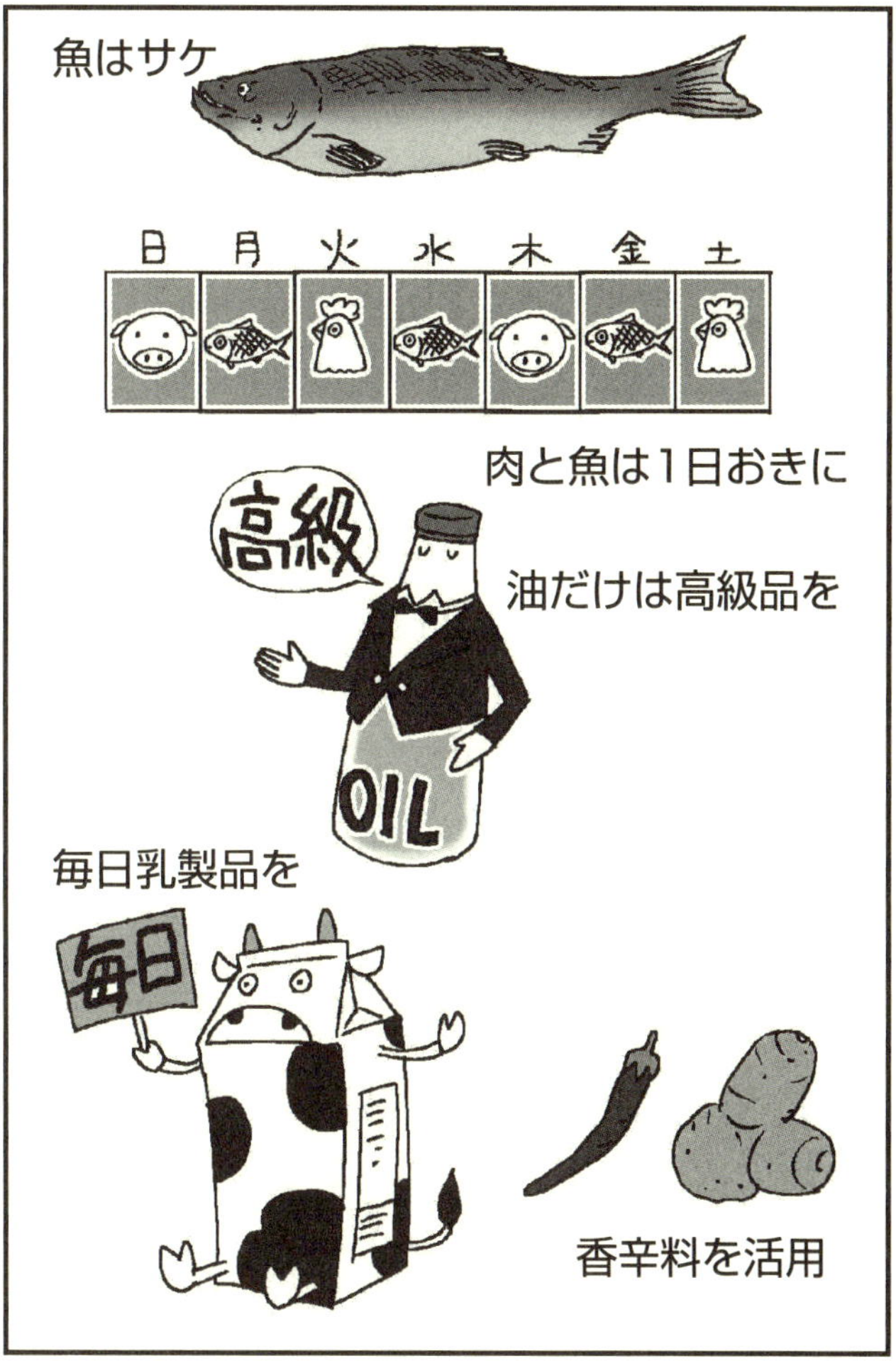
魚はサケ
日
月
火
水
木
金
土
肉と魚は1日おきに
高級
油だけは高級品を
OIL
毎日乳製品を
毎日
香辛料を活用

☆ルール1　食事を抜かない

やせたいからといって、食事を抜くのは絶対によくありません。

若い人の中には、手っ取り早くやせるには食べなければいいと思っている人がいます。1食くらい抜いてもたいしたことないし、食べないのだからやせられるだろうと思っているのでしょう。これは大間違いです。

人間の体には、飢餓《きが》に対する仕組みがあります。**食事を1食でも抜くと、体は飢餓状態が訪れたかと思い、次に食べものが体に入ってきたときに、それをできるだけため込もうとします。**1食抜くことが逆に肥満の原因になっていくのです。

それに、食べることそのものがカロリーを減らしているという面があります。「食事誘導性体熱性」といいますが、食事をしたあとに体が熱くなった経験はあるでしょう。これは食べものを消化する過程で発生する熱です。その熱が体を熱くするのです。しかし、これには個人差があり、同じものを食べても熱くならない人もいます。

一般的に、**食事をしたあとで、体が熱くなる人のほうが太りません。**食べること自体がカロリーの消費につながるからです。

1食抜くと、体内では次に食べものが入ってきたときに、しっかりエネルギーにしようとインスリンもたっぷり出てきます。インスリンが過剰に分泌されるわけです。インスリンの過剰分泌はインスリンを分泌している膵臓《すいぞう》の疲労につながります。その結果、糖尿病の引き金にもなります。

また、食事をしないことは、栄養不足につながる可能性があります。栄養不足は確実に老化を進めます。**特に中高年の欠食はいけません。**

1日に3食摂る、それもできるだけ3食を均等にして一度にドカ食いをしないことは、老化予防にも肥満防止にも絶対条件なのです。

☆ルール2 腹八分目でなく「腹七分目」

お腹がいっぱい、満腹になるまで食べないと満足できない人がいます。

しかし、**満腹生活を続けていては、健康長寿は望めません。**

聖路加国際病院の日野原重明先生は100歳近い今も現役ですが、ご自身の基礎代謝量（25ページ）を計算し、また日ごろの活動状況を考慮して摂取カロリーを決めています。医師としての日常業務、講演や執筆を考慮して、1300〜1400キロカロリーで十分と判断されています。

日野原先生の朝食は、100%天然果汁のジュース+植物油を大さじ1杯、冷たい牛乳1本、コーヒー入りの温かいミルク+レシチン（脳のはたらきをよくするリン脂質を含む脂質製品）のパウダー大さじ1杯、時間の余裕のあるときはバナナを半分。

昼食は、冷たい牛乳1本、クッキーを2～3枚。
夕食は、カニ玉、生ザケの南蛮漬け、ナスの田楽《でんがく》、冷や奴（豆腐半丁）、グリーンサラダ、アサリのすまし汁、漬け物、ご飯を茶碗に半分。

食事らしい食事は、夕食だけです。肉より魚を食べるようにし、野菜をたっぷり摂っています。それにしてもかなりの低カロリーです。これは先生ご自身が、カロリー制限が健康長寿には欠かせないことをよくご存じだからです。その日々の継続のかいもあって、体重は30歳のときと変わらないそうです。

２００３年に新しい長寿遺伝子を発見したアメリカ・マサチューセッツ工科大学のレオナルド・ガレンテ教授は、長寿遺伝子がはたらくためには、カロリー制限という条件が必要なことも見つけました。

長寿遺伝子に体の中ではたらいてもらうためには、お腹いっぱいに食べていてはダメ。食べすぎない、よく体を動かすという条件が整わないとはたらいてくれないのです。食べすぎは厳禁。食事は常に腹八分目、いや七分目が理想です。常に満腹状態になっていては、健康長寿は望めません。

☆ルール3　ご飯やパンは最後に

肥満からくる糖尿病を防ぐためにも、血糖値を急激に上げないことが重要です。

そこで、食事のときの**「食べる順番」**も大切になってきます。

和食の割烹料理のときに、食事が出てくる順番を思い出してください。

まず、前菜から始まり、お造り、吸い物、煮物、揚げ物、焼き物、強肴《しいざかな》（お酒が進むようなもので酢の物やおひたし、ウニなどを少量出すもの）、ご飯、デザートと続いていきます。

前菜、吸い物など、ほとんどが野菜です。野菜から食べ始め、魚（たんぱく質や脂肪）を食べ、最後にご飯という順番です。最初からご飯は食べません。

正統的なフランス料理はどうでしょう。

オードブル、スープ、サラダ、メイン料理、デザートとなります。パンは、料理のスタートと同時に運ばれてきますが、パンでお腹をいっぱいにする人はいません。あくまでも食事のお供《とも》のようなものです。

このように、ご飯やパンは、本来、みな食事の添え物です。この扱いが太らないコツなのです。

ご飯やパンなどの炭水化物は、料理を楽しむときに最後に食べるものと心得ましょう。

野菜、主菜と食べ進めれば、血糖値は急に上がりません。血糖値の急上昇を防ぐことが、健康長寿には欠かせないのです。

なぜなら、**血糖値が急上昇すると、インスリンを多量に必要とします。これが、インスリンを分泌している膵臓の疲労につながる**のです。

まず、野菜から食事を楽しむ習慣を身につけ、血糖値がムダに上がらないようにしましょう。

☆ルール4　朝食に「ネバネバ・メニュー」を

夕食から翌朝の朝食までの間は何も食べていない時間帯です。1日の中で一番長い「食べない時間」といえます。

この時間帯のあとに朝食を摂ると、体内の細胞は「待ってました」とばかりに栄養をとり込もうと待ちかまえています。このときに炭水化物が大量に入ってくると、血液中の糖が急上昇します。くり返しになりますが、**血糖値が急上昇するような食べ方はよくありません。**インスリンの分泌が間に合わない場合もあります。できるだけ血糖値がゆっくり上がるように食べたいものです。

いい方法がひとつあります。

それは、朝食のときは粘り気があるものを他のメニューと一緒に食べること。こうするとネバネバ成分が糖を包み込むようにくっついて、糖の吸収が穏やかになります。**朝食には納豆やオクラ、ヤマイモなど、粘り気のあるものを食べる**ことが大事になってくるのです。

1章で例にあげた、100歳をすぎてもスキーを楽しみ、まさに人生を謳歌されていた三浦敬三さんも食事にたいへん気を配っていました。

三浦さんが朝食に欠かさず摂っていたのが納豆です。納豆には、血液をサラサラにして、血栓を予防してくれるナットウキナーゼという物質が含まれています。そして、そのネバネバが糖質をくるんでくれるので、ご飯などの炭水化物を食べても血糖値が急上昇しません。

私たちの食事、特に朝食には、炭水化物は欠かせません。炭水化物には糖質が含まれていますが、脳をはたらかせるには糖質が欠かせないからです。

糖質は摂りたい、でも血糖値は急上昇させたくない、このふたつの難しい要求を満たしてくれるのが、ネバネバ成分です。特に納豆が朝食に欠かせないのは、こんな理由があるからなのです。

☆ルール5　薬のはたらきが期待できる野菜を

野菜には、ファイトケミカルがたくさん含まれています。

ファイトケミカルとは、野菜や果物の一般的にいわれている栄養素以外の成分で、薬のようなはたらきが期待できる成分のこと。まだすべてが解明されているわけではありませんが、数千種類のファイトケミカルがあると考えられています。

たとえば、ポリフェノール、カテキン、ベータカロテンといった最近話題になっている成分です。

このファイトケミカルを実感できる代表的な野菜をひとつ上げましょう。それは**ブロッコリー**です。

ブロッコリーには、ファイトケミカルが２００種類以上も含まれています。ブロッコリーを食べたときに感じる何ともいえない味が、ファイトケミカルなのです。

また、**ポリフェノールは赤ワイン**で有名になりましたが、リンゴにも含まれていて、老化の原因のひとつといわれている活性酸素を除去します。**リンゴの皮のすぐに下にあるので、リンゴはよく洗って皮ごと食べたい**ものです。

カテキンはお茶に含まれています。

ベータカロテンは、ニンジンを赤くしているもとのものです。このベータカロテンは、体の中に入ると必要な分だけビタミンAに変わります。ビタミンAは、活性酸素ができるのを防ぎ、高脂血症や動脈硬化の改善が期待できるビタミンです。

このファイトケミカルが野菜にはたくさん含まれています。老化を防いでくれるだけでなく、もちろんやせる効果も期待されるのです。

☆ルール6 魚はサケやサバ、イワシを中心に

赤い食べものというと、リンゴ、ニンジン、トマトなどを思い浮かべます。これらの食べものの赤い色は、カロテノイドという成分です。

カロテノイドとは、自然界にある天然の色素、赤、黄、橙《だいだい》色のことで、植物にあっては光合成、もしくは光から保護するためにはたらくものと考えられていますが、最近は体の中でビタミンＡに変化する物質として、また、老化や動脈硬化の原因といわれている活性酸素をやっつける物質、つまり、体をサビさせない物質として注目を集めています。

魚介類の中でも身の赤いものがあります。それがサケです。

サーモンピンクといいますが、あの色をつくっているのは、サケのカロテノイドで

す。サケのカロテノイドは、アスタキサンチンといわれています。

このアスタキサンチンは、サケ自身がつくり出しているわけではありません。サケのエサとなっているオキアミなどの赤色に由来しています。エビやカニが赤い色をしているのも、アスタキサンチンのため。エビやカニは、このアスタキサンチンがたんぱく質と結合しているので、海中では青緑色をしていますが、加熱するとたんぱく質と分離して、赤くなるのです。

サケのアスタキサンチンがすごいのは、活性酸素をやっつける力がトマトの赤い成分であるリコピンより強く、カロテノイドの中では現在もっとも抗酸化作用が強いといわれている点です。

サケには、アスタキサンチン以外にも、EPA（エイコサペンタエン酸）、DHA（ドコサヘキサエン酸）も豊富で、悪玉コレステロールを減らし、血液をサラサラにしてくれます。

サケ以外では、サバ、イワシなど、背の青い魚にこれらEPAやDHAが多いのでおすすめです。

☆ルール7　肉と魚は1日おきに

中高年になるとどうしても魚が中心の食事になりがちですが、肉の摂取も大切です。高脂血症といわれていたり、尿酸値が高い痛風の人は別ですが、**老化を防ぐことからも、良質の肉を適量摂ることは必要**です。

肉というと、コレステロールの面から敬遠する人もいますが、コレステロールは細胞膜（体内の細胞を取り囲む生体膜のこと）には欠かせません。血管の細胞膜が弱いと出血しやすくなり、脳出血などにもつながります。また、コレステロール値が低い人ほど、介護が必要になることが多いようです。

そこで、**肉を摂るときに第一に考えたいのが豚のヒレ肉**です。豚肉には牛肉の約10倍のビタミンB_1が含まれています。これは食品の中でトップクラス。豚肉を100〜

１５０グラム程度食べれば、１日のビタミンB_1必要量が摂れます。ヒレ肉はバラ肉と比較すると、ビタミンB_1で約2倍。ビタミンB_1にはご飯やパンなどに含まれている糖質をエネルギーに変えるはたらきがあり、疲労回復には欠かせません。

鶏肉にも注目です。カルノシンという成分が含まれており、**わたり鳥が長い距離を休まず飛び続けることができるのは、カルノシンのおかげです。**ただし、鶏肉でも脂分を少なくして、赤身の部分を摂りましょう。

注目のデータもあります。肉のたんぱく質に限るわけではありませんが、**たんぱく質が足りないと血液中のアルブミンの値が低くなってきます。**アルブミンは、血液中にもっとも多く含まれるたんぱく質で、これが少ないと栄養失調や肝臓障害が疑われます。東京都老人総合研究所で秋田県の南外《なんがい》村（現大仙《だいせん》市）、東京都東村山市の養護老人ホームの協力を得て、アルブミンとビタミンDの量を調べたとき、**アルブミンの量の多い人ほど長生きすることがわかりました。**

このように、「年だから」といって肉を摂らないのでなく、良質なたんぱく質をしっかり摂ることが元気に生きていく上で必要なのです。

☆ルール8　油だけは「高くても良質なもの」を

ラーメンのスープが冷えるとどうなりますか。上のほうが白く固まります。これは動物性の脂の特徴です。常温に下がると固まりやすいのです。

牛や豚は、私たち人間より体温が高いので、体の中で脂が固まることはありません。ところが、牛や豚より体温の低い私たちの体の中では固まりやすいといえるでしょう。**動物性の脂を摂りすぎると、その結果、血液がドロドロになり、心臓病や脳卒中の原因になります。**

一方、魚は、冷たい水の中で生活しています。

その油は低温で固まらないようになっています。魚の油の中でも、サバやイワシの油がいいのは有名ですね。

このほか、料理の際には、**「オメガ9」と名づけられたオリーブオイルや菜種油《なたね》（オレイン酸といわれる油）がおすすめです。**

良質の油は脳のエネルギーになるだけでなく、細胞膜（78ページ）の構成成分としても重要です。

そのほか、体にいい油であるEX《エクストラ》バージンオリーブオイル、イワシなど背の青い魚の油、豆類から摂る油など、少々高くても良質の油を摂りたいものです。

☆ルール9 「乳製品を毎日摂る人」は老化に強い

東京都老人総合研究所で、全国の１００歳以上の高齢者１００人余に聞き取り調査をしたところ、食事から摂っているたんぱく質の割合が日本人の平均をかなり上回っていました。

日本人が食事の中で摂っているたんぱく質の割合は平均で48・７％ですが、１００歳以上の人では男性で59・６％、女性で57・６％。これは、かなり高い、つまり、「たんぱく質を多く摂っている」といっていいでしょう。

70歳以上の高齢者４２２人を調べたデータでは、**牛乳を毎日２００ml以上飲む人は長生き。**女性ではパンにバターを塗るなど、油脂《ゆし》を摂る人も長生きでした。

また、**牛乳やヨーグルトを毎日摂っている人は、たとえ要介護状態になったとして**

も、悪化しないというデータもあります。

牛乳なら１日２００ml、ヨーグルトは80グラムが目安です。

牛乳やヨーグルトにはカルシウムも豊富なので、骨粗鬆症《こつそしょうしょう》を防ぐ上からも積極的に摂りたい食べものです。

☆ルール10　香辛料やハーブの活用でカンタン減塩

トウガラシやショウガ、ミョウガなど、年齢を重ねるとともに「薬味」といわれるものがおいしく感じられるような気がします。これも、老化防止・肥満防止の上では実に理にかなった成分が含まれていることがわかってきました。

トウガラシやショウガには、体を温め、脂肪を燃焼させるはたらきがあります。トウガラシの辛み成分はカプサイシンといわれるもので、カプサイシンが体の中に入ると、血液を介して脳に運ばれ、交感神経が刺激され汗が出てきます。交感神経は脂肪細胞も支配しているので、脂肪細胞の中に蓄えられていた中性脂肪が燃焼し、エネルギーとして利用されます。これもやせる作用です。

体も温めるので血行もよくなり、冷え性にもたいへん効果があります。激辛にするかどうかは別にして、トウガラシを使った料理は老化防止にも肥満にも効果があります。

ショウガで、カプサイシンと同じようなはたらきがあるのがジンゲロールという成分です。

ジンゲロールは、味覚を刺激して、自律神経を活性化し、脂肪を燃焼させるはたらきがあります。また、脂肪細胞を大きくさせない作用（58ページ）があり、動脈硬化を防ぐアディポネクチンというホルモンの分泌を促進させます。

カレー粉には認知症の予防に効果のある成分が含まれています。

ハーブにも、抗酸化作用のあるものがあります。

これら香辛料やハーブを上手に使うことで、塩分を減らしても味覚を満足させることが可能です。

これら基本ルール10カ条を実践した食事をしていれば、ラクにおいしく減量ができ、健康長寿につながっていくのです。

2 自分の年齢・性別にあった食べ方を

体重の5%を落としていくためには、どれだけ食べればいいのでしょうか。

健康に生きていくために、1日にどれだけカロリーを摂ればいいかという基準値があります（『日本人の食事摂取基準2005』厚生労働省）。

ここには、年齢、性別に加えて、その人が日常どれくらいの活動量があるかによって、ふさわしい食事の摂取カロリーが示されています。

同じ年齢、体格でも、「体をよく動かしている人」と「そうではない人」では、摂るべき食事量に差があるのは当然だからです。

今のあなたの場合はどうでしょうか。チェックしてみましょう。

まず、身体活動のレベルです。3つの段階に分けます。

あなたの身体活動のレベルは？

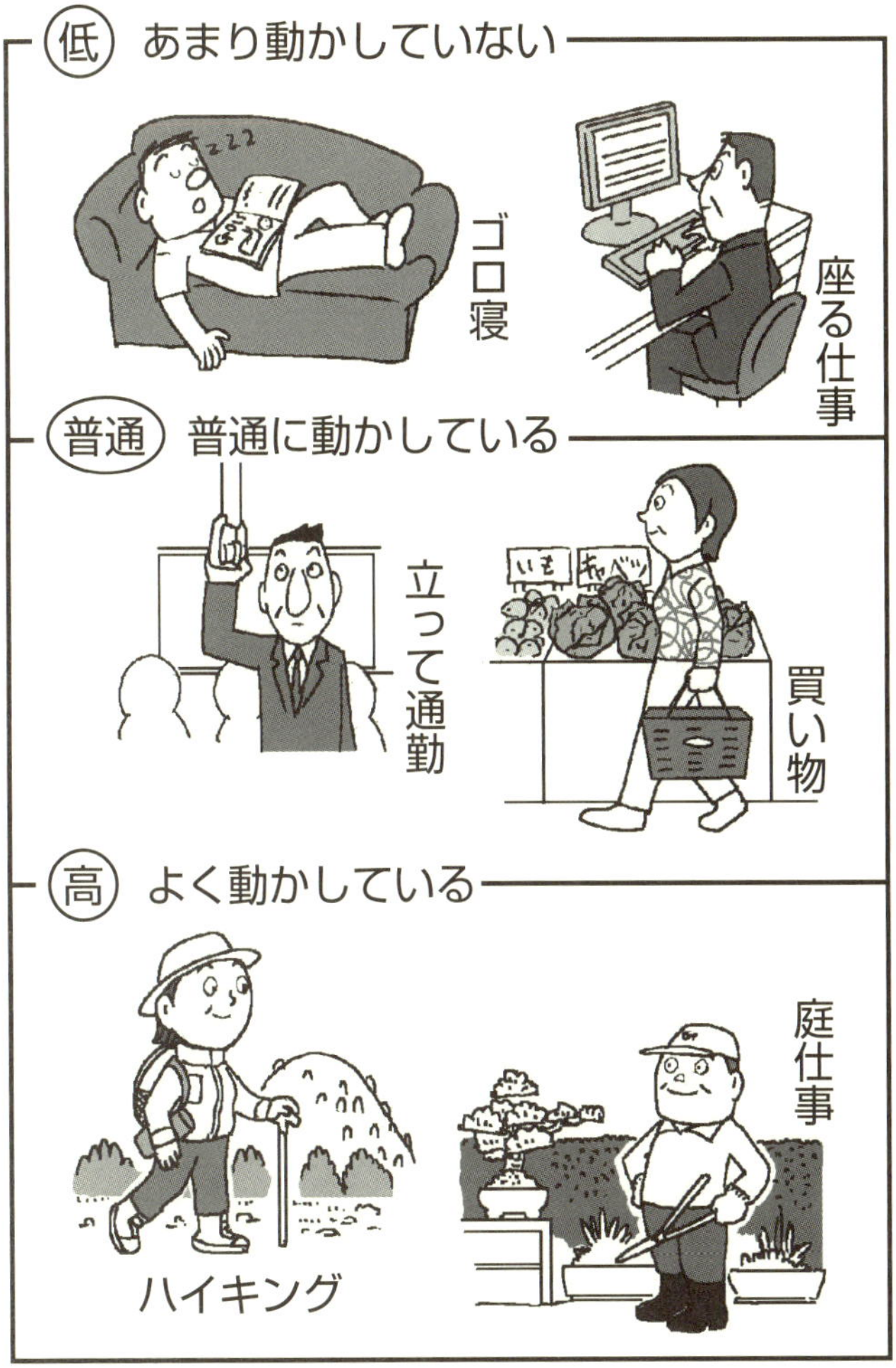

低 あまり動かしていない
ゴロ寝
座る仕事
普通 普通に動かしている
立って通勤
いも
キャベツ
買い物
高 よく動かしている
ハイキング
庭仕事

①「**体をよく動かしている**」＝**身体活動量が高い人**とは、よく体を動かし、立って行なう仕事が中心の人。家庭菜園をする、ゲートボールをよくする、よく歩く、自転車によく乗る、子どもを背負って歩く、ゴルフをする、ダンスをする、ハイキングに行く、ラジオ体操をする、布団の上げ下げをするなどです。

②「**普通に体を動かしている**」＝**身体活動量が普通の人**とは、座って行なう仕事が中心ですが、職場での移動、立ったままで行なう作業を含む場合をいいます。通勤をする（乗り物の中では立っている）、買い物をする、散歩をする、家事を行なう、軽いスポーツをするなどの行為を含みます。

③「**体をあまり動かしていない**」＝**身体活動量が低い人**とは、生活の大部分を座った状態で過ごし、静かな活動が中心。テレビを見る、本を読む、文章を書く、料理をする、食事を摂る、身支度を整える、洗面をする、トイレに行く、趣味を楽しむ（お花、お茶、麻雀、楽器演奏など）、車の運転をする、机上で事務をする（記帳、ワープロ、

健康的にやせる「あなたの食事量」

▶1日の推定エネルギー必要量（キロカロリー）

男性 身体活動レベル 低い	男性 身体活動レベル 普通	男性 身体活動レベル 高い		女性 身体活動レベル 低い	女性 身体活動レベル 普通	女性 身体活動レベル 高い
2,300	2,650	3,050	18〜29歳	1,750	2,050	2,350
2,250	2,650	3,050	30〜49歳	1,700	2,000	2,300
2,050	2,400	2,760	50〜69歳	1,650	1,950	2,200
1,600	1,850	2,100	70歳以上	1,350	1,550	1,750

たとえば、50〜69歳の女性で
「普通の身体活動」の人なら、1日に
1,950キロカロリーが必要。
やせるためにはこれの「腹七分目」
（1950×0.7≒1400）
約1400キロカロリーの食事にすればいい。

ＯＡ機器の操作など）。

今の自分の毎日が、基本的に「低い」、「普通」、「高い」のいずれに当てはまっているでしょうか。

その身体活動量の段階と、自分の年齢、性別に当てはまる前ページの表の部分を見ます。そこにある数字が、1日にあなたが摂っていい食事量（キロカロリー）です。

たとえば、50〜69歳の女性の場合、普通の身体活動生活を送っている人は1日に1950キロカロリー。これの腹七分目にすればいいのですから、約1400キロカロリーの食事をしていけば、確実にやせられます。

まずスタートは腹八分目の約1600キロカロリーでもいいでしょう。

たとえば、1600キロカロリーのメニューとは、左の絵のようなものです。

どうでしょうか。結構食べられるものだと思いませんか。少し物足りないなと感じるくらいにしていくと、腹七分目になっていくのです。

これだけ食べてもやせられる——腹七分目メニュー

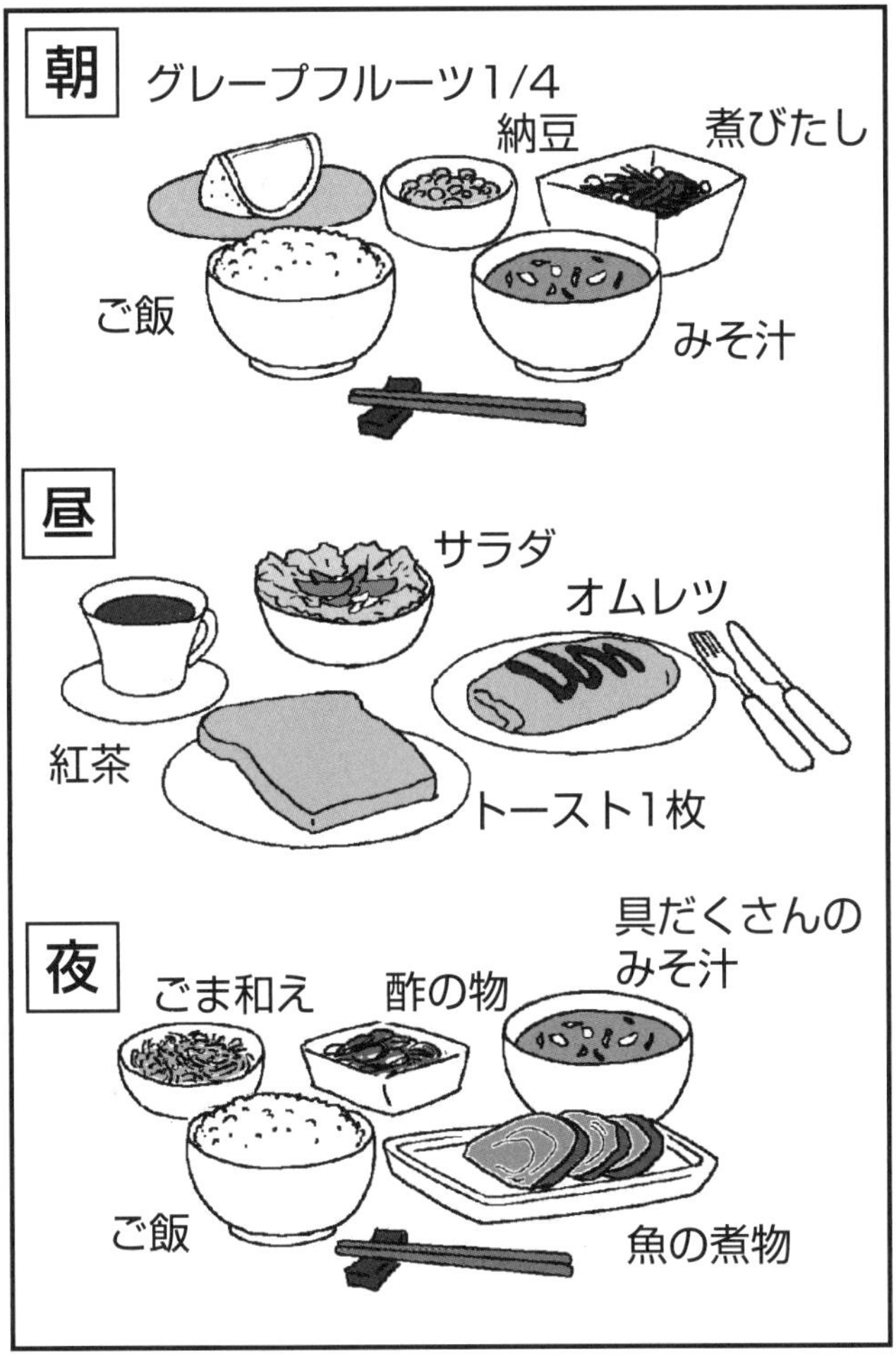

3 おいしく食べて太らない朝・昼・夕食のパターン

中年太りに陥らないためには、食事の量、カロリーのコントロールとともに、その栄養成分が偏《かたよ》らないことが必要です。

一般の成人（妊婦を除く）の場合、食事全体のうち、

・たんぱく質（卵、赤身の豚肉、豆腐など）は20％未満

・脂肪（豚、牛、鶏などの脂分、植物油など）は20〜25％未満（高齢になると減ってきます）

・炭水化物（ご飯やパンなど）は50〜70％未満

というバランスで食べていれば、問題はありません。

しかし、**脂肪や炭水化物の割合が増えてくると、「ぽっこりお腹」が待ちかまえて**

います。

このように、カロリーをコントロールすることも大切ですが、食事の内容をチェックすることも忘れてはいけません。特に脂肪と炭水化物が多くなりすぎないようにすることが必要です。

たとえば、**天丼、カツ丼などの丼もの、カレーライスのようなメニューばかりを摂っていると、脂肪や炭水化物が多くなりすぎ、栄養のバランスが崩れ、中年太りの原因につながります。**

また、1日の食事トータルで、このような中年太りにならないバランスを保つために、朝食、昼食、夕食にも次のページで示すような工夫が可能です。

人それぞれの生活パターンや日常活動に合わせて、できることから実行してみると効果を実感できます。

◎朝食

午前中から頭を使う仕事が多い人の場合、朝食は炭水化物を少し多めにするといいでしょう。脳の栄養分は糖質（炭水化物から食物繊維を引いたもの）です。したがって、炭水化物が豊富なご飯類をしっかり摂っていると、朝から頭もどんどんはたらきます。食欲がないときは、バナナがおすすめです。

頭より体のほうを使う日は脂肪を多めに。エネルギーとしてもっとも効率的なのが脂肪です。朝のおすすめはミルクのたっぷり入ったミルクティーやバターをしっかり塗ったトースト、和食なら油揚げの入ったみそ汁などです。もちろんその場合も適度なたんぱく質は大切です。

◎昼食

お昼は定食のような「ご飯、おかず、みそ汁がセットになっているメニュー」がおすすめです。

その日に合わせた「頭・朝食」「体・朝食」

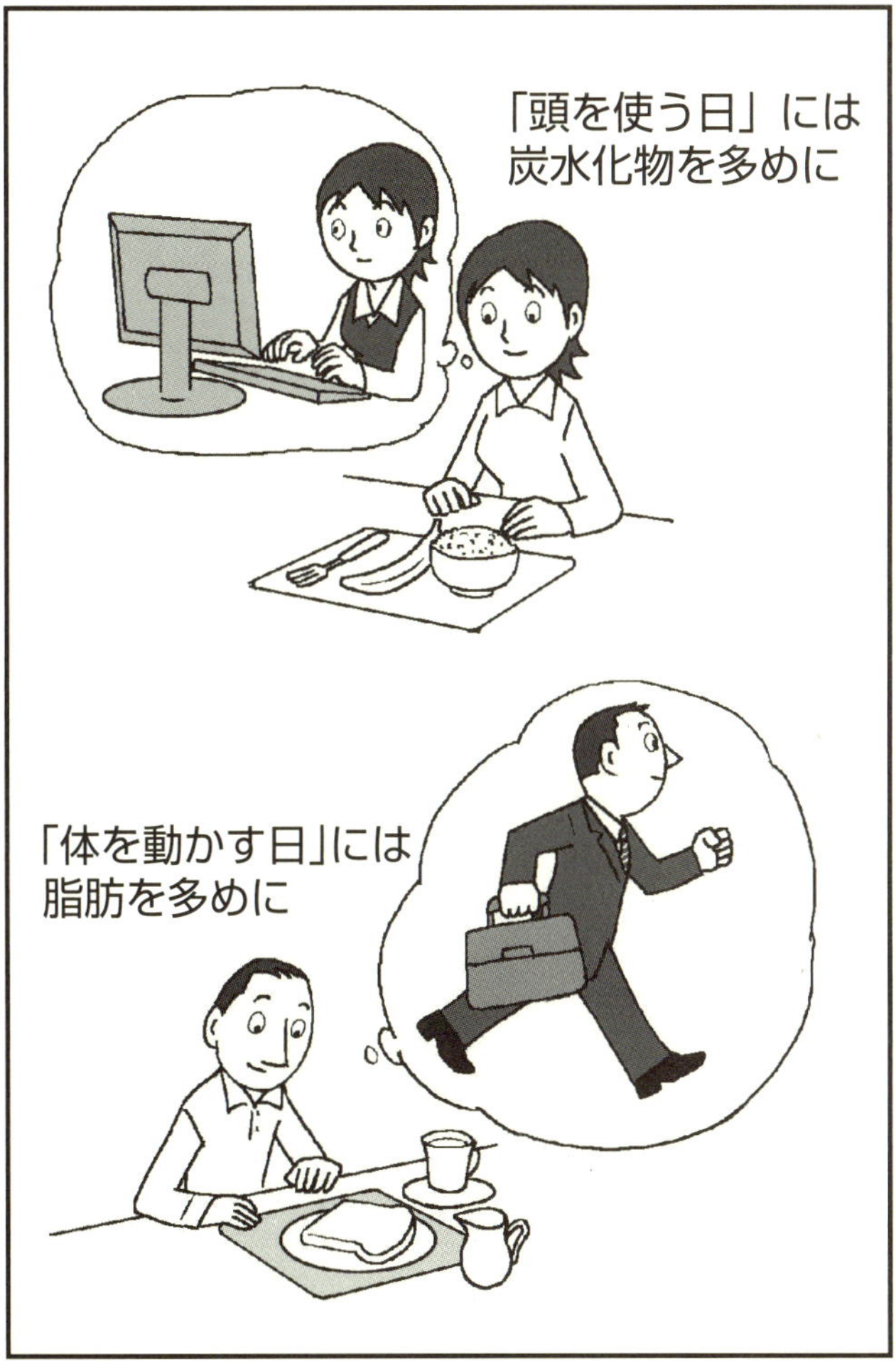
「頭を使う日」には
炭水化物を多めに
「体を動かす日」には
脂肪を多めに

カレーライス、ハヤシライスなどの一皿もの、カツ丼、天丼のような丼ものは、カロリーが高く、バランスに欠けるものが多いので、**必ず野菜の煮物やサラダを一緒に食べましょう。**

しかし、時間がないときや、どうしても食べたいときもあるでしょう。一皿もの、丼ものを食べたときは、夕食を軽めにしておきます。1日全体でバランスをとればいいのです。

◎夕食

夕食が、1日の食事の中で量が一番多くなると思いますが、できるだけ野菜を中心にすることです。

肉を食べるときもしゃぶしゃぶにするなど、脂分を落とす工夫をすることがポイント。

できるだけ少量ずつ品数を多くすると、食べすぎが防げます。見た目で満足し、実際はカロリーが少ない、こういう食事がベストなのです。

昼食は「丼もの」より「定食」を

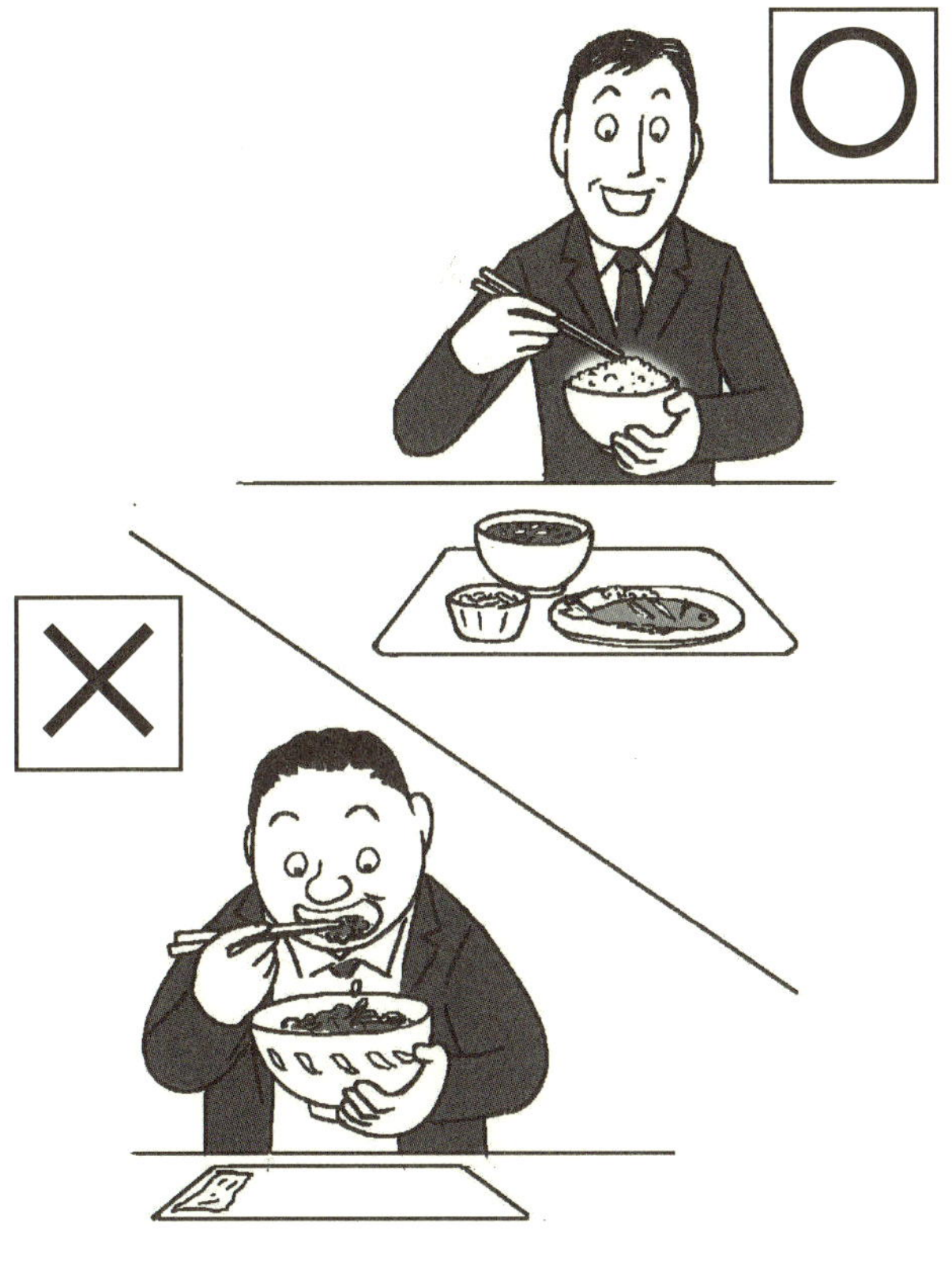

カレーライスなど「一皿もの」や「丼もの」は
カロリーが高く、バランスに欠ける。
できるだけ「定食」を。

4 急な減量をしない

太っている人が、やせている人よりもたくさん食べているとは限りません。むしろ、食べる量は少ないという場合もあります。では、なぜ太ってしまうのか。

それは「食べ方」に問題があります。食べる時間が恐ろしく短い「早食い」、一気にドカンと食べる「ドカ食い」、夜にまとめて食べる「まとめ食い」。こんな食習慣が肥満の原因になっているのです。

やせるために何をすればいいのか。まず、自分の食習慣を顧みてはいかがでしょう。

①食事にかける時間はどのくらいですか

ストップウオッチは大げさですが、食事時間を計ってみてください。

5分、早すぎます。10分、もう少しがんばって20分を目指しましょう。**忙しい朝食でも少なくとも15分、**できれば20分、**昼食も15分、**できれば20分、**夕食なら20分以上。**これが当面の目標です。

②出てきたものをすべてドカドカと食べていませんか

お腹がいっぱいになるまで食べていませんか。目の前にあるものを何でも全部たいらげずに、自分のお腹と相談してください。

③夜遅く食べていませんか

夕食はできれば夜8時までには終わらせたい。そして、まとめてたくさん食べないこと。もし夜、寝るまでにお腹がすいて仕方がないときには、牛乳がたっぷり入ったミルクティーがおすすめです。もちろん、水だけでもけっこうです。

まずはこの①から③を実行してみるだけで十分です。

50～69歳の女性の場合、「1日の食事を平均約1600キロカロリーにすると、腹八分目になる」と90ページで述べました。

この1600キロカロリーを目指して、食事のメニューをつくっていきましょう。

私のある日の食事例です。

朝食は、麦とろご飯、アサリのみそ汁、煮豆、アスパラのゴマみそかけ。

昼食はお好み焼き2枚、牛乳にバナナとハチミツを入れ、ミキサーにかけてつくるミックスジュース、それにイチゴ。

夕食は、水菜とワカメの入った豚肉のしゃぶしゃぶ、ピーマン、オクラ、ジャガイモ、カボチャなどを焼いたものの、マスタードマヨネーズ和え。デザートは寒天に黒みつときなこをかけたもの。

このような調子でおおよそ1600キロカロリーです。けっこうバラエティもあって、お腹にも軽く、まさに腹八分目です。

運動は、おもに歩くことです。1日に1万歩が目標ですが、まずはいつもより少し多めに歩くように努めます（144ページ）。

これで1カ月に2キロはやせられます。ゆっくりやせていくので、リバウンドもありません。しかも、習慣から変えていくので長続きします。

まさに無理なくやせられるのです。

劇的に体重が減るわけではないので、面白みはないかもしれません。しかし、**体重がみるみる減るのは、水分が失われているというだけで意味がありません。**

面白みを感じ、やる気が増す方法として、**「3カ月分の減量グラフ」をつくる**のもいいでしょう。

今の体重を記入し、3カ月後の目標体重（マイナス5％）を書き入れて、それを直線で結びます（目標線）。そこに毎日体重を記入していきます。引いた目標線に沿って少し上下しながら体重が落ちていけばOKです。

線より上に体重が増えてしまうのは食べすぎか、運動不足なのか――前日の様子をしっかりと振り返るようにします。そして増えてしまった分を取り返せばいいのです。食事を少なめにするとか、歩く時間を少し長くするなどしていけば、すぐに線の下側に体重がくるように減らすことができます。

5 ボケないためのやせ方

年相応に「もの忘れ」をする程度なら心配はいりません。

たとえば「人の名前を思い出せない」など、よくあることです。顔はもちろんわかり、その人との関係も思い出した。ところが、名前だけが思い出せない。これは病気ではありません。一方、「親しい人（親、子ども、兄弟など）なのに、顔を思い出せない、名前はまったく出てこない」となったら、これはちょっと問題です。

こういう症状が顕著になると、アルツハイマー病という病名がついてきます。アルツハイマー病は、β《ベータ》アミロイドたんぱくが脳にたまることで起こります。このβアミロイドたんぱくがたまっていくことに、活性酸素が関係していることがわかりました。

そのためにも、体内の活性酸素を減らすことが必要です。活性酸素を減らすには、ビタミンC、E、カロテノイドのような抗酸化物質を積極的に摂ることです。

活性酸素を減らす食品は、これまでいくつか取り上げてきました（74〜77ページ）。これらの食品を食卓にどんどん登場させることです。

また、カロリーの摂りすぎは、脳の血管の動脈硬化を促進するので、**減量に取り組むことはアルツハイマー病を防ぐことにも効果があります**。カロリーを抑えたエサで飼われたラットやマウス（実験用のネズミの種類）のほうが、食べたいだけ食べたラットなどよりも寿命が伸び、認知能力が高いことがわかっています。アカゲザルの実験でも、カロリー制限をしたほうが、カロリー制限をしなかったサルと比べて活動も活発で毛並みのツヤもよく、若々しいことが歴然とわかっているのです。

ただし、注意が必要です。

無理な減量のために、カロリー制限をやりすぎて栄養不足になってはいけません。**脳に必要な栄養が不足してはアルツハイマー病だけでなく、認知症にもつながりかねません**。そのためにも、「3カ月で今の体重の5%減」を目標にする減量法が、特に中高年の体や脳の健康を守るために必要になってくるのです。

6 やせても「骨をスカスカにしない」ために

骨がスカスカになる骨粗鬆症《こつそしょうしょう》は、寝たきりになる最大の原因です。健康長寿を目指すためには、ぜひとも防ぎたい病気です。

骨粗鬆症を防ぐには、カルシウムを摂ることが重要になります。目標は、50歳以上の女性では1日に700ミリグラム、男性では1日に700ミリグラムから750ミリグラムです。

1日にコップ1杯の牛乳では足りません。コップ1杯の牛乳には、カルシウムは220ミリグラムしか含まれていないからです。

牛乳に加え、積極的にカルシウムの多い食品を摂る必要があります。

カルシウムの多い食べものは（100グラムあたり）、

・干しエビ……………7100ミリグラム
・煮干し……………2200
・ひじき……………1400
・ゴマ………………1200
・カタクチイワシ………800
・コンブ………………710
・ワカサギ……………450
・油揚げ………………300
・アーモンド…………210

などです。

しかし、軽い干しエビを何グラムも食べようとしたら大変です。あくまでもこうした食材をできるだけ食卓に載せるようにすればいいのです。

たとえば朝ご飯には、シラス干し。みそ汁のだしは煮干しでとる。オムレツにシラス干しを入れる方法もあります。

桜エビ、ちりめんじゃこ、味付けノリ、いりゴマをミキサーにかけて粉末にし、**「自家製カルシウムふりかけ」**をつくってみるのもどうでしょう。味付けノリについている味だけで、十分に美味しいふりかけができます。

そのほか、ひじきの煮物、コンブとシイタケの煮つけ、コンブ巻き、イワシの丸干し、油揚げと野菜の煮物など、これらの食品を頻繁に食べることでカルシウム不足が防げます。

ヨーグルトやチーズなどの乳製品もおすすめです。

おやつには小魚が入ったお菓子やアーモンドの入ったお菓子を。これらは**噛みごたえがあるので、自然とよく噛む習慣もつき、唾液もたくさん出るので消化も進み**一石二鳥です。ぜひお試しください。

やせても骨の強さを失わない食べ方

桜エビ
ちりめんじゃこ
味付けノリ
味付けのり
いりゴマ
ミキサーで粉末にして、ふりかけに

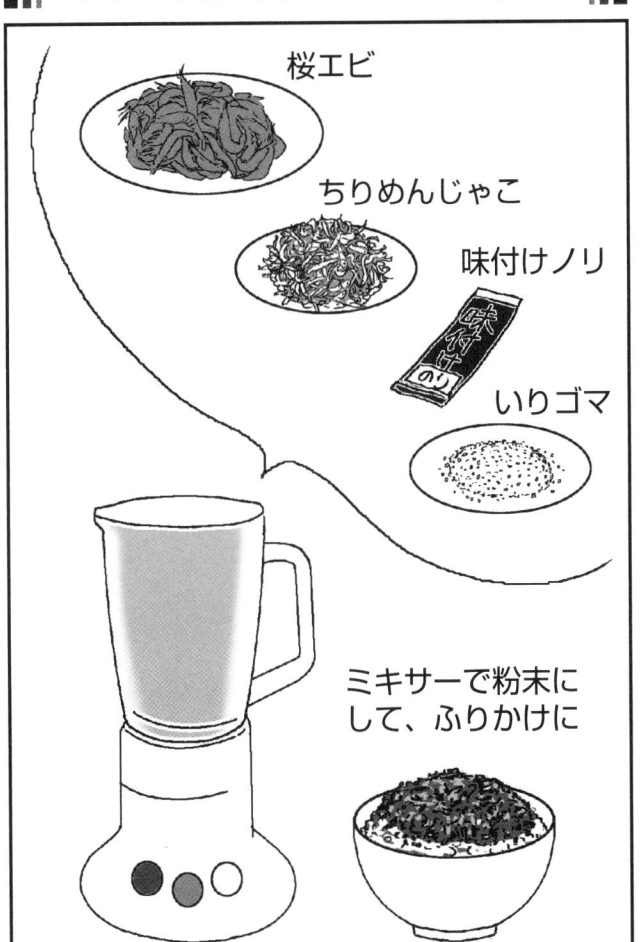

7

●食卓での工夫——おかずは大皿に盛らず、銘々に取り分けておく

私は太りやすい体質で、海外での学会などで体を動かさずに現地の食事を摂っていると、ついつい太ってしまいます。

海外の学会の期間中は会食も多く、自分で食べるものを選ぶことができません。久しぶりに会った友人たちとは話もはずみ、ついつい食べすぎてしまうのです。

それに学会の期間中は、1日中、イスに座りっぱなしで各国の研究者の発表を聞くことになります。東京での生活と違って、通勤もなく、運動する機会もありません。

そんなわけでいつも2～3キロは太って帰国。わずか1～2週間でこれなので、私は食事に何の気も遣わずにいたら、すぐに太ってしまうでしょう。

では、私がふだん、どんな点に気をつけているか。太りたくない人には参考になる

と思います。

白澤家では、**食事は銘々に取り分けてあります**。昔でいえば箱膳、いまふうにいうとプレートです。各自のプレートにすでに食事が分けてあるのです。私たち夫婦と太りやすい長男は、野菜が多めの食事内容にしています。太りにくい次男は、肉や魚が多めです。

食べものを大皿に盛って、みんなで取り分けるという家庭もありますが、これだと自分が好きなものを取りがちです。そのため、我が家では事前に取り分けておくのです。

野菜や果物は、1日にできるだけたくさんの種類を摂るようにしています。

野菜といってもサラダだけではありません。おひたし、煮物など、いろいろな調理法の料理があります。

揚げものや油っぽい料理が食卓に載ることはありません。油もEXバージンオリーブオイルを熱を加えずにサラダなどに使いますが、それ以外の油はできるだけ摂らないようにしています。

また、食料品の買いものにつき合うと、妻は必ず原材料表示をチェックしています。できるだけ添加物が少ないものを選んでいるようです。

今、わが家の食品庫、冷蔵庫にある**アンチエイジングに役立つ食材**にはこんなものがあります。

・味付けに大活躍する**ハーブ**や**スパイス**類
・野菜は**ブロッコリー**、**トマト**、**小松菜**、**水菜**、**ニンジン**、**アスパラガス**、**大豆**、**ニンニク**、**長ネギ**、**ショウガ**、**ニラ**、**ミョウガ**など
・果物は**バナナ**、**オレンジ**、**アボカド**、**マンゴー**
・**キノコ**類
・**コンニャク**、**海藻類**
・魚は、**サケ**、**イワシ**、**サンマ**、**アジ**など、背の青い魚が中心
・肉は、**鶏肉**や**豚肉**
・**雑穀類**（ライ麦、黒米、大麦など）

これらの食材には、体の中の酸化（サビ）を防いでくれるものや、消化を促進したり、免疫機能を高めたり、体の中にたまる毒素を外に出す作用があります。

できるだけ体にいいものを摂って、なおかつ太らないようにすること。そのためにもこれらの食材を活用し、なおかつ食べすぎない工夫――あらかじめ「銘々に取り分けておく」などをするといいでしょう。

8 ●食卓での工夫――気づかないくらい徐々に薄味に

食事の味付けが濃いと、ついつい食が進んで食べすぎてしまいがちです。

薄い味付けに慣れるには、徐々に薄くしていくことです。「やせるためには薄味に」と一気に塩や砂糖の量を減らすと、食べても物足りなく感じて、かえって食べすぎてしまうこともあります。

この「徐々に」ができるのが家庭料理のよさです。

食べすぎの原因になったり、高血圧のモトにもなる塩分を減らすには、減塩醤油を使う方法もありますが、普通の醤油を使いながら量を減らすほうがいいようです。

減塩醤油だからいいだろうと、どんどん使ってしまって、本末転倒になっている例が多いのです。

味にこだわるのなら、**少々値段が高いですが、材料や製法にこだわった特選醤油を使ってみる**のもひとつの方法です。高ければ大事に少しずつ使いたくなるもの。そして、味もいいので醤油の量は少なくなっても、食べる楽しみは減るどころか増えるかもしれません。塩も同じです。ちょっと奮発して、特別な塩を使ってみたらいかがでしょう。

簡単に減量につながる工夫のひとつに、**食卓から醤油さしを追放する**ことがあります。

醤油さしがすぐ近くにあれば、つい今まで通りにたくさんかけてしまいます。もし、手元になければ、醤油を取りにいかなくてはなりません。それも1リットルのペットボトルに入ったままだったら使いにくいですね。こうして行動を規制するのです（行動療法といいます）。

また、食卓に醤油を置かずに前もって少しかけておくのもいい方法です。醤油がかかっているな、と思うだけで案外満足できるものなのです。

家庭料理が健康長寿のための減量につながるのは、一般的に市販されている加工食品は味付けの濃いものが多いためです。

食材はどうでしょう。売られているものがすべて新鮮で安心なものといえるでしょうか。昨今の食品の不正表示事件を見ていると恐ろしくなります。そんな時代ですから、いっそう家庭での手づくりが大事になってくるのです。


加工食品には、使っている油の問題もあります。


アメリカから輸入されたポテトチップスなどの加工食品には、総脂肪量、飽和脂肪酸の量、コレステロール量などの表示があります。

もともと脂肪の表示が義務づけられたのは、心臓病の死亡率が高いアメリカで、こうした食品の食べすぎが心臓病につながることを注意するためです。

このような脂肪に関する表示に加え、トランス脂肪酸の含有量も表示されるようになりました。

トランス脂肪酸は、心臓病やがん、認知症、アレルギー疾患などへの影響が報告され、ヨーロッパをはじめ、アメリカでも使用が制限されようとしています。それを受けて、加工食品にどのくらい使われているかを表示することが義務づけられたのです。

日本では、加工食品にどのくらい脂肪が含まれているのかという表示はありません。もちろん、トランス脂肪酸の記述もありません。

トランス脂肪酸が多い食品は、ショートニングやマーガリンです。ショートニングは揚げもの用の油としてよく使われています。

クッキー、ポテトチップス、アイスクリーム、ケーキなどのお菓子類、インスタントラーメンなどのインスタント食品、から揚げ、ピザ、コロッケなどの冷凍食品。こうした加工食品に使われている場合があります。

このように、できるだけ加工食品を摂らないようにするのが、太ることを防ぐだけでなく、健康のためにも大切になってくるのです。

9 ●食卓での工夫――「20分かけて食べる」「いちいち箸を置く」

同じものを食べても太る人と太らない人がいます。

体質や、体の動かし方でも違ってくるのですが、「食べ方の習慣」にも原因があります。

ちょっと意識するだけで、おいしく食べて満足し、なおかつ中年太りにならない食卓での7つのポイントをまとめておきましょう。

ポイント1　20分以上かけて食べる

まず心がけるべきは、ゆっくり食べることです。

朝食、昼食、夕食とそれぞれの食事にかかった時間を計ってみてください。

朝食は5分、昼食は10分、夕食でも20分くらいではないでしょうか。

特に朝は忙しくてゆっくり食べていられない人も多いと思います。しかし、朝食には、眠っている体を起こす、体にスイッチを入れるというはたらきもあります。

朝食はできれば20分。昼食も20分、夕食は30分はかけて食べてください。

ゆっくり食べることで、血糖値の急上昇を抑え、お腹がいっぱいになったという信号もきちんと脳に伝えられる効果が得られます。

ポイント2　ひと口30回以上噛む

「早食い」が体に染みついている人でも、食事にある程度時間をかけるための簡単な方法は、よく噛むことです。最近は、柔らかい食べものが多く、よく噛まなければ飲み込めないものに出会うことがあまりありません。ほんの少し噛むだけですぐ飲み込んでしまうクセが身についてしまっています。

噛むことは、食べものを細かく砕くだけではありません。消化液でもある唾液を出すためでもあります。唾液はむし歯も防ぎ、口の中を乾燥から守ってくれます。さらに、唾液自身ががんや動脈硬化の原因といわれている活性酸素を消去するはたらきがあります。よく噛まない人、唾液をたくさん出していない人は、このように体自体がせっかく持っている力をそいでいることになります。

目標はひと口で30回噛むこと。**噛むことで食事に時間がかかり、満腹中枢に信号がいくようになって、たくさん食べなくても満腹感が得られるようになる**のです。

ポイント3 いちいち箸を置く

食事をしている間中、ずっと箸を持ったままではありませんか。

意識して箸を置くようにします。これだけでもゆっくり食べられるようになります。

お坊さんの食事の所作を見ていると美しいのは、碗《わん》を上げ下げするとき、必ず箸を置いてから行なっているからです。

そして、ドカ食いをしないこと。

大量の食べものをかき込むようにして食べる人がいます。まさに一心不乱。こんな食べ方は絶対にやめるべきです。満腹感を得る前に、それ以上の量の食べものが体内に入ってしまいます。

食事でストレスを解消しているふうでもありますが、ほかの方法をぜひとも見つけてください。ドカ食いは絶対にやめること。この習慣をやめるだけで肥満はかなり防ぐことができます。

ポイント4 できるだけ夜9時までに夕食を

夜遅くまで働いている人にはなかなか難しいことですが、夜遅く食べると体重が減りません。

体のエネルギー消費量が一番減るのが夜ですが、そのときにたくさん食べると、**体の中で中性脂肪の合成が高まり、体重増加に直結します。**できるだけ夜9時以降は食べものを摂らないことです。

夜の食事を減らすと、寝ている間に体重が減っていきます。**起きてすぐの体重が1日の中で一番軽い**のです。これは1日に何回か体重を測ってみる（158ページ）と実感できます。

ポイント5　「ながら食い」をしない

テレビを見ながら、パソコンに向かいながらなど、何かをしながら食べるのはいけません。**無意識のうちに食べすぎてしまう**からです。

また、**食事に対する集中力が欠けている**ので、必要以上に摂ってしまっても気がつかないことが多いのです。

食事は「楽しく」が基本です。テレビを消して、ときにはキャンドルに灯をともし、音楽をかけながら、ゆっくりと会話をしながら食事をする。

こうすれば、おいしく食べてやせられるのです。こんないいことはないですね。

ポイント6 「最後のひと口」を残す

食べものを残す習慣をつくる。

これはなかなか難しいのですが、お皿やお碗のものをすべて残さず食べないことです。

現代は栄養過剰の時代。**残さず食べるという美徳は、こと中年太り対策に関しては必ずしもいい習慣ではありません。**

残す勇気を持ってください。

ポイント7 「水」を上手に飲む

私たちの体にとって水分は欠かせません。1日の生命・健康維持のために、必要な水分をきちんと摂ることが大事です。水分は、食べものを消化し、脂肪を代謝する上でも不可欠な存在です。

では、具体的には、1日にどれくらい飲むようにすればいいのでしょうか。

私たちが1日に排せつする水分は、2000～2500ml。

一方、摂り入れるほうは、食べものからが1000ml（摂る食べものでも異なります）。そして体内でつくられる水分が200ml。

この**「排せつする水分」と「摂り入れる水分、体内でつくられる水分」の差である800～1300mlは、1日に飲む水分として必要になります。**1300mlと聞くと大変そうですが、

・朝起きて食事中に水をコップ半分（100ml）

・朝食後にコーヒー1杯（200ml）

・午前中の忙しい仕事や家事の合間に一息入れて、お茶を湯のみ1杯（120ml）
・ランチを食べながら水コップ1杯（200ml）
・昼食後に缶コーヒーを1本（190ml）
・午後3時に紅茶でも入れてカップ1杯（200ml）
・夕食後においしいお茶を湯のみ1杯（120ml）
・風呂上がりに冷たい水をゴクゴクとコップ1杯（200ml）

これで、合計1330mlになります。

このように、特別に汗を多くかいた日などは別にして、水分は日常生活ではそれほど不足していないものです。摂りすぎはよくありません。ただし、体をあまり動かさない日など、水分の摂取が少なくなりがちな場合には、意識して飲むことが必要です。

これにビールなどアルコール類が加わる人もいるでしょう。ただ、ビールで水分摂取が足りると考えてはいけません。**ビールには利尿作用があり、尿が多く出てしまうことがあるので、ビール以外の水分をきちんと補給する必要があるのです。**できれば水そのものを飲むといいでしょう。

太らない食べ方 ── 食卓での工夫

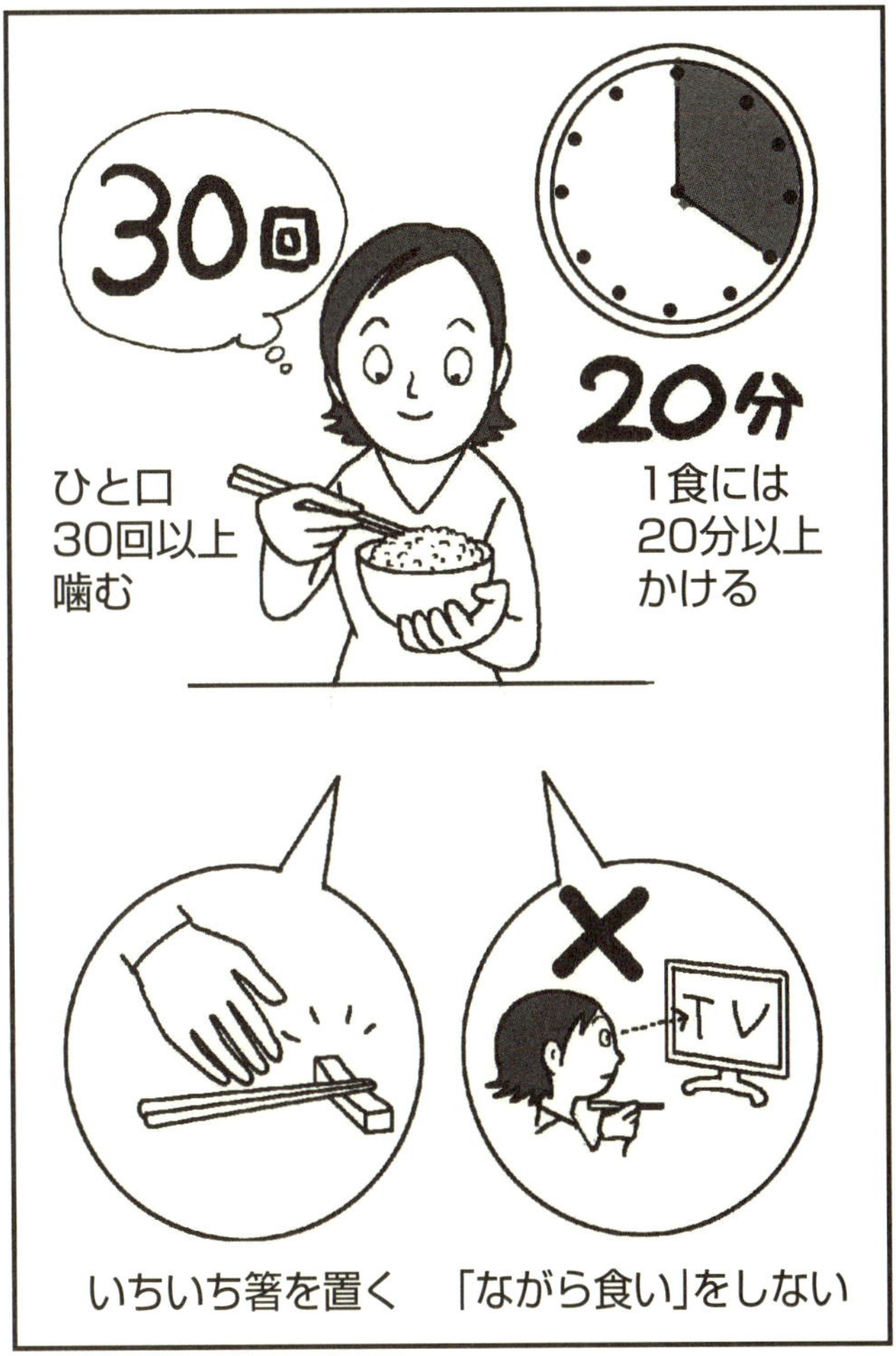
30回
20分
ひとロ
30回以上
噛む
1食には
20分以上
かける
TV
いちいち箸を置く
「ながら食い」をしない

10 ●食卓での工夫──「間食」の誘惑に勝つ行動療法

そんなにお腹も空いていないのに、ついお菓子に手が出てしまう。これはいけません。

食べもので気分転換をしてはいけません。お腹が空いていないのだから、お茶を飲むだけでいいのです。シュガーレスのガムを噛むというのもおすすめです。噛むことは脳を刺激するので気分転換にもなります。まさに一石二鳥です。

ついつい甘いものに手が伸びるという人は、**目につくところにお菓子を置かない**ようにすること。テーブルにクッキーが置いてあったり、ひと口羊羹《ようかん》があったりすれば、誰でもすぐに手が伸びてしまうでしょう。

もし、それが戸棚の奥にしまわれていたら、すぐに手が届きません。子どものころは、お菓子は缶に入っていて、おばあちゃんが大事そうに出してくれたもの。子どもたちはそれを待っていました。

この「お菓子を目の前に置かない」というのは、立派な行動療法のひとつです。何か体を動かそうとしたときに、それを規制する。そして、悪い行動を規制して、いい行動を導く、これが行動療法です。

先ほど、醤油さしを食卓から追放することをあげましたが、同じことです。目の前にお菓子がなければ、わざわざお菓子を取りにいかなくてはなりません。お菓子を取りにいくという行動をやめようとする。これが「いい行動」になります。

そして、甘いものの誘惑に対しては、お茶を飲む、ガムを噛むなど、ほかの行為でごまかす（代わりにする）ようにすればいいのです。

なぜ、これだけお菓子にこだわるかというと、**スナック菓子を筆頭に、お菓子には吸収が早く、肥満の原因となる糖質や油が多く含まれている**からです。

スナック菓子の成分表示を見てください。砂糖、油脂、小麦粉、乳糖などが多いはずです。

砂糖や乳糖は、専門的にいうと糖質の中でも単糖類がふたつ集まったものですが、これは単糖類の次に吸収が早いという特徴があります。ちなみに、一番吸収が早い単糖類は、ブドウ糖、果糖など。

私たちが日常摂るものでいえば、**ご飯やパン、麺類、イモ類は多糖類です。こちらのほうが、吸収が少し穏やかなので「よい糖分」なのです。**

吸収の早い糖質は、血糖値を急上昇させ、必要以上に摂れば、中性脂肪に変わってしまいます。それだけ肥満につながりやすいといえます。

したがって砂糖や乳糖をたくさん使ったお菓子は、「太りやすい食べもの」といえるのです。

お菓子に使われている油も問題です。

お菓子の中の揚げものといえば、ポテトチップスが代表的ですが、10枚（重さで20グラム）ほどで１００キロカロリーはあります。茶碗１杯のご飯を食べて２３０キロカロリーなので、ポテトチップス20枚ちょっとで、茶碗１杯のご飯と同じカロリーがあります。

そして、ポテトチップスの成分の4割は油です。油は、1グラムで9キロカロリー。カロリーの高さでいえばダントツです。しかも、お菓子だと、油を意識せずに食べてしまいます。

スナック菓子は食べ始めるとなかなか止まらないもの。もし、食べるときでも、小袋のものにするか、大きな袋なら食べる分だけ取り出して、残りの袋は戸棚の奥にしまっておくことです。

まず、お菓子をテーブルから追放する。そしてもうひとつ、お菓子の誘惑に打ち克つためには、**決められた場所以外では食べものを口にしない**と徹底することです。寝室でお菓子を食べるなどということは絶対してはいけません。仕事場で食べるのもやめましょう。**食べることは必ず食卓で、と決めて守ること。**

これだけで健康的にやせられるのです。

11 「食欲」との頭のいいつき合い方

もっと食べたいなと思ったときに、**「ちょっと待ってみる」という行動療法**があります。

時間にして数分（**「5分間待つ」**ことが提唱されています）ですが、たったそれだけで食べすぎが抑えられます。

待っている間に体の中でどんな変化が起きているのか、まだまだ完全に解明されていませんが、「待つこと」で食欲を抑えることができます。

当たり前ですが、食べることは、生きていく上で欠かせません。そして、私たちの体には「必要なものは自然と欲《ほっ》する」という自然の摂理があります。

たとえば、ビタミンCが足りなくなってくると、果物や野菜が欲しくなります。ナトリウム不足になると、食塩を手づかみで食べたくなる「食塩欲求」などが見られます。

では、私たちは「お腹がいっぱいになった」という満腹感を感じるのはどんなときでしょう。

ひとつは、胃の中に食べものが入り、胃が拡張してその刺激が脳に伝わったとき。胃に分布している迷走神経が刺激されると、それが脳に伝わり、満腹感が生まれます。確かに、食べものがお腹に入り、お腹が張ってくるくらいになるともう食べたくなくなります。

しかし、満腹を感じるのはこれだけではありません。

もうひとつ満腹感を感じるのは、血糖値が上昇して脳の満腹中枢を刺激し、「お腹がいっぱいになったぞ」という信号が出たときです。

糖（ブドウ糖）が血液に乗って脳に到達すると、満腹感が生まれます。したがって、前にも述べたように、血糖値が上昇するよりも早く食べてしまう「早食い」をすると食べすぎにつながり、肥満のモトになるのです。

食事の前に甘いお菓子を食べると、食欲が落ちる経験をしたことがあるでしょう。これも満腹中枢に糖の信号が届いたからです。

このように、**満腹感を感じるのは、「胃がふくらんだとき」か「血糖値が上昇したとき」**なのです。

一方、お腹が空くのはどういう仕組みなのでしょう。

空腹感に関しては、実はまだよくわかっていません。血糖値が上昇するとお腹がいっぱいと感じるなら、血糖値が減少してきたら空腹感が生まれるか、というとそうでもありませんでした。また、胃がゆるんできたらお腹が空くかというと、これも違いました。

誰もが実感があると思いますが、仕事や遊びに夢中になっていると、お腹が空いていることに気づきません。こういうときに、いい匂いがしてきたり、台所から料理をする音が聞こえてきたりすると、お腹が空いていることを思い出します。嗅覚、聴覚、視覚など、さまざまな刺激が関係しているようです。

食べすぎを抑える「行動療法」

「食べたい」と思ったとき
「5分待つ」だけで、過剰な食欲が
抑えられる。

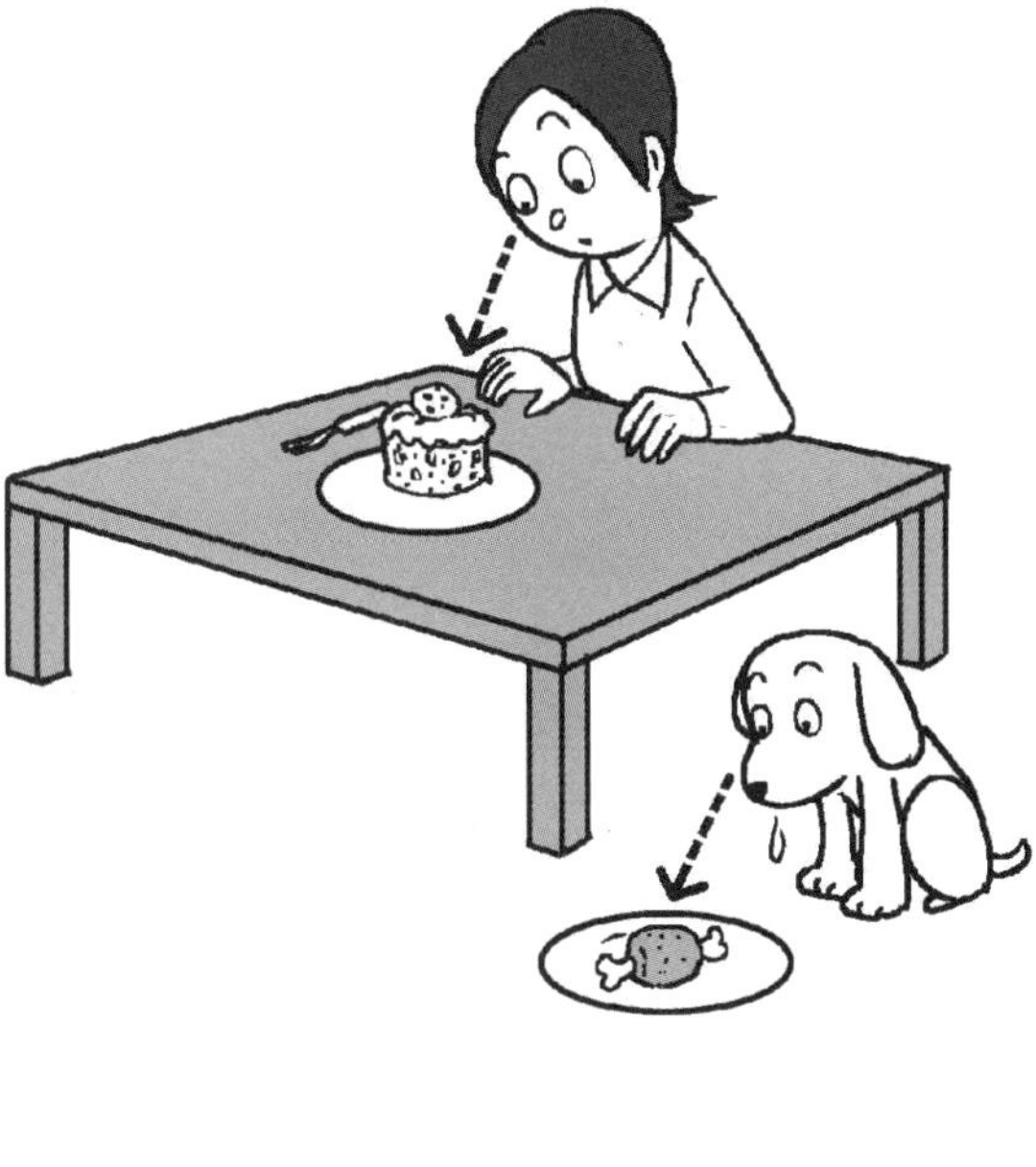

ところで、15年ほど前に、脳の摂食中枢（お腹がいっぱいになったと判断をするところ）にはたらくホルモンがあることが発見されました。

レプチンといいます。実験でこのレプチンをつくれないようにしたマウスや、レプチンを脳で受け取れないようにしたマウスは、どんどん太ってしまいました。

人間の例では、レプチンの遺伝子が変異している子どもは常に食べ続け、7歳で45キロにもなったそうです。

このようにレプチンは摂食中枢にはたらいて、「もうこれ以上食べないで」という信号を送っています。

実は、このレプチンは脂肪細胞でつくられていたのです。

肥満のモトとして、目の敵《かたき》にしてきた脂肪細胞が「もう食べないで」というはたらきをするホルモンをつくっていたのです。

ちょっと難しくなりますが、先にも述べたように、私たちが太ってくるのは、脂肪細胞の数が増えたり、脂肪細胞そのものが太ってくることが原因でした。レプチンをこの脂肪細胞が出しているのなら、太っている人の脳には「もうこれ以上食べないで」という信号がどんどん届いているはずです。

しかし、肥満の人はレプチンが出ているはずなのに、なぜか食べることをやめられない。いったいなぜなのでしょうか。これは、レプチンがつくられても、レプチンの信号が脳に届いていなかったからでした（レプチン抵抗性）。

せっかくのレプチンが脳にはたらかなかったために、食べすぎが止められなかったのです。科学的には、レプチンがあればやせられると考えられたのですが、そうは簡単にいかなかったのです。

最近、レプチン以外にも脳の摂食中枢にはたらく物質があるのでは、とさまざまな研究が進んでいます。いろいろな物質が見つかっていますが、まだ完全には解明されていません。

今後、食欲と脳の関係がわかってくると、もっと理詰めで簡単に食欲がコントロールでき、よりやさしくやせられるようになるかもしれません。

12 お酒を飲んで健康的にやせる法

一般にアルコールが代謝されるとき、肝臓への脂肪蓄積が促進されます。いわゆる「ビール腹」になるのはこのためです。

しかし、「フレンチパラドックス（フランスの逆説）」という医学界で有名な言葉があります。**油の多いフランス料理を食べているフランス人に、なぜか心臓病にかかる人が少ない**という事実です。この不思議な現象を解くカギが、赤ワインの存在です。

「フランス、ベルギー、スイスに住む人々は、ほかの西欧諸国の人々より、チーズやバターといった乳脂肪、肉類やフォアグラなどの動物性脂肪を大量に摂取しているにもかかわらず、心臓病による死亡率が低いのは赤ワインを多く飲んでいるからだ」

ボルドー大学のセルジュ・レヌー教授によると、事実、フランスでは、心臓病などの虚血性心疾患による死亡率は、ヨーロッパで最下位であり、イギリスの約3分の1、ドイツの約2分の1にしかすぎません。

そして赤ワインの消費量はフランスが世界一。イギリスの6・5倍、ドイツの2・5倍。ワインの消費量が多くなるほど、虚血性心疾患による死亡率が下がるのです。

日本でも、10人の男性が食事をコントロールした上で、赤ワイン400〜500mlを2週間続けて飲んだところ、コレステロールの酸化が防げたというデータがあります。動脈硬化にとって特にコレステロールの酸化がよくないのです。

赤ワインには、渋みのもとであるタンニン、赤い色をつくるアントシアニン、カテキン、フラボノイドなどのポリフェノールが豊富に含まれています。これらに活性酸素を除去するはたらきがあります。また、レスベラトロールという成分が長寿遺伝子（69ページ）を活性化させることもわかりました。動物実験ですが、レスベラトロールを与えたマウスは身が引き締まり、体脂肪が少なく、しかも長生きしたのです。

アルコールを楽しむなら、赤ワインがいいでしょう。ただし、あくまでも適量が条件。グラスに2杯くらいが目安です。

3章のポイント

☆今すぐできること

◎料理は大皿に盛らず、銘々に取り分けておく

◎ご飯やパンは一番最後に

◎食事中にはいちいち箸を置く

◎「自家製カルシウムふりかけ」で骨の強さをキープ

◎「食べたい」と思ったら5分待つ

◎1回の食事に20分かける

4章

取れなかった脂肪を「スピード改善」「根本治療」する！

——この「超カンタン運動」は、やりすぎないでください

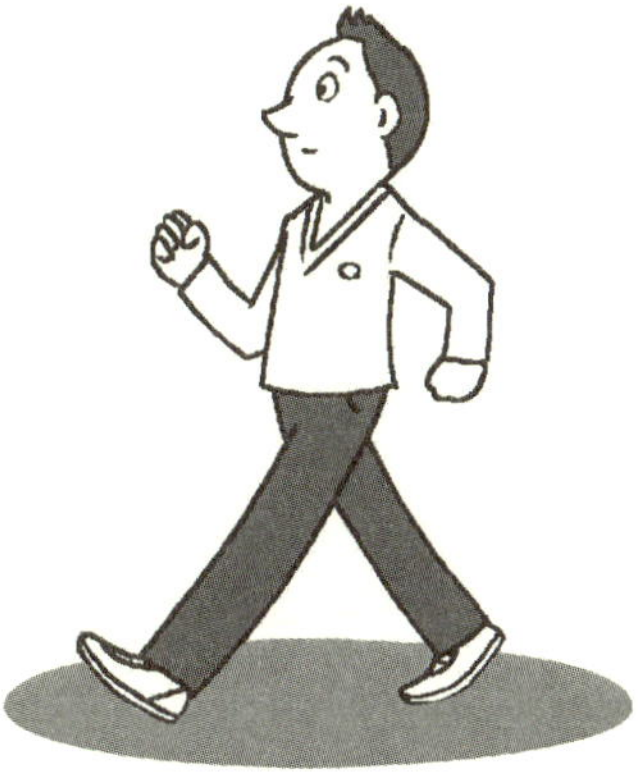

1 なぜ、運動しても思うようにやせられないのか

「減量をするには運動」といいます。しかし、ハッキリ言いましょう。運動だけではやせられないケースがあるのです。

なぜなら、成人男性（20代）がフルマラソンをしても、消費するエネルギーは約2400キロカロリー（消費するカロリーはその人の体重によって異なります）にしかなりません。

市販の清涼飲料水（350ml入り）1本のカロリーを消費するには3キロメートル近く歩かなくてはなりません。また、私たちの体についている体脂肪は、1キログラムで約7200キロカロリーあるので、それを運動だけで減らそうとすれば、フルマラソンを3～4回走らなければならないのです。

　このように、**運動だけでやせるのは難しい。**ならば、減量のためには食事を減らすだけで、運動などしなくてもいいのでしょうか。この答えも「ノー」です。**食事だけを減らすと、体の中の脂肪だけでなく、筋肉や骨などもやせてきます。中高年にとってはこれが大きな問題なのです。**

　食事を減らしていくと、体の中で真っ先に減るのは水分で、次に減ってくるのが筋肉や骨といった部分です。そして、意外に脂肪が減らないという状態になることもあります。

　体脂肪率を測ってみると、かえって脂肪が増えてしまったという例もあります。中高年になって、特に筋肉や骨が減り、衰えるのは困ります。一番減量したいのは、筋肉や骨ではなく脂肪、それも内臓脂肪（31ページ）。

　そのために役立つのが運動です。

　先にあげたように、運動だけではなかなかやせません。しかし、運動をすると確実に減っていくのが脂肪なのです。実際に、ウォーキングや水泳といった運動をすると、筋肉や骨はやせることなく、脂肪だけが落ちていきます。

なぜこうなるかというと、運動をすると筋肉の中に蓄えられている糖（グリコーゲン）が使われます。このグリコーゲンがなくなると、肝臓から糖を呼び込みます。すると、肝臓は糖が不足してくるので、血液中の糖を一所懸命とり込もうとします。

そして、いよいよ肝臓からの糖も少なくなってくると、脂肪を分解して体を動かすエネルギーに使うのです。

つまり、筋肉は体の中の糖と脂肪をエネルギーとして使っています。したがって、**体を動かし、筋肉が動くと脂肪が減ってくる**のです。

健康減量をするためには、毎日食べている食事の全体量を減らす（ご飯を一切食べないとか、油は一切摂らないという方法はダメです。あくまで全体の量を減らすこと）。かつ、脂肪を減らす効果的な運動をすれば、体重は必ず減少していきます。

運動といってもハードなことをやる必要はありません。

脂肪を減らしやすい「効果的な体の動かし方」を実践するだけでいいのです。

これから具体的な方法を取り上げていきましょう。

何歩歩けば、どんな病気が防げるか

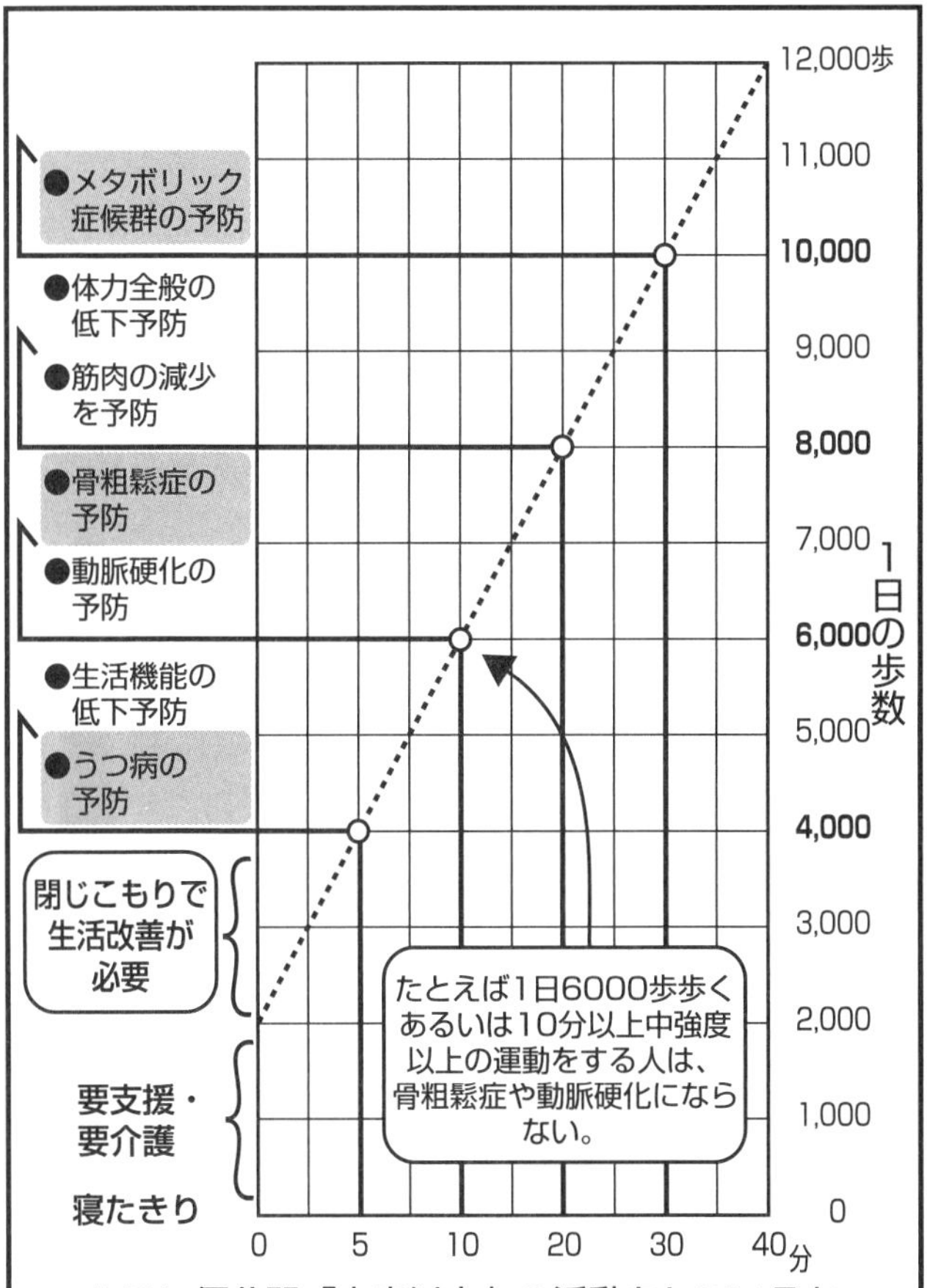

「中之条研究（統括責任者：青柳幸利・東京都老人総合研究所）」より

2 忙しい人でも長続きする一番簡単な「運動療法」

一番簡単で、すぐできて効果がある運動は「歩くこと」です。

そして、**歩くことほど個人差が大きい**ものはありません。

たとえば、私と同業の医者で自宅で開業している人の場合、食事を摂るにも診察室からリビングルームまでほんの少し歩くだけですんでしまいます。

往診でもしなければ、1日ほとんど歩きません。1日の歩数が500歩くらいだという日もあるとか。これが毎日となると、確実に運動不足です。

一方、ゴルフ場のキャディさん。

だいたい1日にコンスタントに1万5000歩から2万5000歩ほどは歩くそうです。上手なお客さんにつけば、ボールがまっすぐ飛ぶので、右側の山や左側のガケに行かずに歩数が減りますが、下手なお客さんのボールを追いかけていると、2万5000歩を優に超えるくらい歩いてしまうそうです。

このキャディさん並みに毎日歩ければ、健康減量においていうことはありません。

まず、歩数計で毎日どのくらい歩いているかをチェックしましょう。1万歩以上歩いているなら問題ありません。

1日に5000歩、6000歩くらいの人が多いのではないでしょうか。こういう人は、**もう1000歩多く歩く**ようにしましょう。1000歩というと、距離にして700メートルくらいでしょうか。

最初から1万歩を目指すと、なかなか達成できず、途中でくじけてしまう人が多いのです。そこで、今より1000歩多く歩くことを目指します。これならできる日が多くなります。

そして、歩く時間を徐々に増やし、最終的に毎日1万歩を目指します。コンスタントに1万歩をクリアできるようになれば、体重も変化してくるはずです。

私は「活動量計」といわれる歩数計プラスアルファの機器を愛用しています。

これは、朝起きてから夜寝るまでの行動のすべてが記録されます。

もちろん、何をしたかということはわかりませんが、それぞれの運動の強度、時間などがグラフに表わされます。歩数、体を積極的に動かした時間、消費カロリーなどがわかるのです。

最近の私の平均歩数は1日9420歩、平均消費カロリーは2062キロカロリー、平均身体活動時間は99分です。

少ない日で7500歩、多い日で1万3000歩から1万4000歩。

通勤や移動はすべて電車なので、自然と歩くことが多く、1万歩を超える日も珍しくありません。

この一番簡単な運動療法であるウォーキングについて、より効果を上げるためのポイントをまとめておきましょう。

「もうプラス1000歩」で効果大！

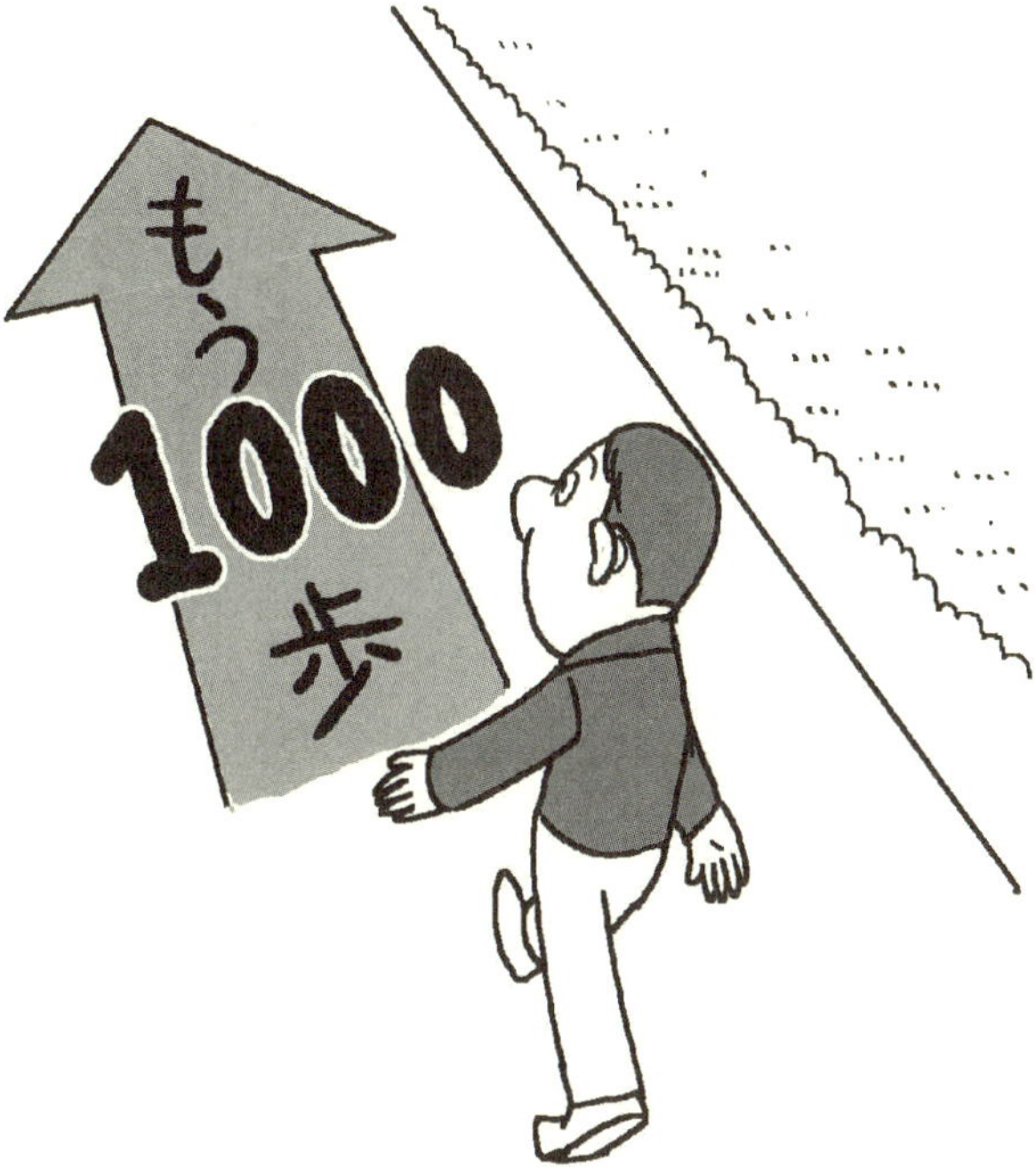

1日1万歩を目指すのではなく
「今より1000歩多く歩く」で
運動効果が実感できる。

▼何分くらい歩くといいか

よく、「ウォーキングはどれくらいやればいいのですか」という目安時間を聞かれます。

もちろん、自分自身の体力やその日の体調に応じて行なうことは、いうまでもありません。

ただし、科学的に見ると、運動の効果を得るための目安があります。

運動の目的は「脂肪を燃焼させて減らすこと」。

先に述べたように、運動を始めると、まず体内の糖が消費されます。**ウォーキングを始めて最初の10分間がその時間です。そして10分を超えて歩き続けると、いよいよ脂肪の燃焼が始まります。**

したがって、減量効果を上げるためには、20分間から30分間のウォーキングが必要になってくるのです。

これがラクにできるようになったら、徐々に時間を増やしていきましょう。

▼週に何回くらい歩くといいか

ウォーキングなどの運動による効果は、3日以内に低下するといわれています。1週間も間隔が空くと、その効果はほとんどなくなります。

したがって**週に3日以上やるのが効果的**。軽いウォーキングでもいいので、続けてやることが大事なのです。

▼最適なスピードは

ウォーキングの速さは、**「話しながら歩けるくらいのスピード」**で十分です。特に太っている人は、いきなり長時間にわたって早足で歩くのはよくありません。

どんな運動をするにせよ、**運動の強さは、息がはずむ程度で十分**です。

運動をしている最中や終了後に苦しさや痛みを感じないこと、翌朝に疲労感が残っていないことなどが、無理のない運動の条件といえます。体調が悪いときは休む判断、途中でやめる勇気も必要です。

▼1日の中でいつ歩くのが一番いいか

食前に運動をすると、すぐにエネルギーとなる糖質が体内にないので、脂肪が燃焼しやすいともいわれています。しかし、糖質が少なくなりすぎて、低血糖症状を起こして倒れたりする可能性もあります。**食前の場合はジュースなど甘いものを飲んでから運動をしたほうがいい**でしょう。

食後は、いつごろからなら運動を始めてもいいのでしょうか。

食後30分もたてば、そろそろよさそうな気がしますが、体の中では食後30分ごろが血液中の糖がもっとも多くなり、それに合わせてインスリンの分泌も盛んになる時間帯です。このときに運動をすると、糖をエネルギー源として使うことになるため、インスリンの分泌を抑えるなど内分泌系の生体調節が混乱を起こし、体の調子が悪くなることがあります。**できれば、食後2時間後くらいから体を動かすのがいい**ようです。

「親が死んでも食休み」ということわざがありますが、健康減量を考える上でもあながち間違いではないようです。

▼効果的なウォーキングの姿勢・歩き方は

ウォーキングは疲れずに、気持ちよく歩けることが、長続きするコツでもあります。本人にあった形であればいいのですが、**動きやすい服装や靴にして、体に無理な力がかからない姿勢で歩くこと**で、疲れ方も違ってきます。あなたの姿勢、歩き方はどこかに無理がかかっていないでしょうか。ちょっとチェックしてみてください。

・いい姿勢とは

□**視線**はやや遠くに向ける
□**あご**は引いている
□**胸**を張り、**背筋**が伸びている

・いい歩き方とは

□**腕**は前後に大きく振る
□**つま先**で地面を蹴って体を前に進める
□**かかと**から着地
□**歩幅**はできるだけ大きく
□リズミカルな**歩調**

▼「ウォーキングができない日」の簡単な運動は？

雨が降ったら休みましょう。雨の日もレインウェアを着こんで黙々とウォーキングを続ける人がいますが、ゆっくり体を休めることも大切です。

しかし、少しでも体を動かしたいというように、運動が習慣化された人には、腹筋運動やスクワットをおすすめします。**ゆっくりやると、いっそう有効**です。

腹筋運動はゆっくりと。床に寝て、ひざを曲げ、上体を起こします。このときにひざを引きつけるようにすると、いっそう効果があります。まずは1日に20回くらい。

スクワットも、できるだけゆっくり実行したほうが効果的です。

肩幅に足を広げて立ちます。頭の後ろで手を組み、ゆっくりとひざを曲げ、沈み込んでいきます。足先よりひざが前に出ないように、お尻を突き出す感じで。ただし、あまり深く沈み込む必要はありません。ひざを痛めないように注意してください。これもまず1日10回くらいを目安にしましょう。太モモ、ふくらはぎ、お尻などの筋肉を鍛え、姿勢をよくする効果があります。

効果的なウォーキングのやり方

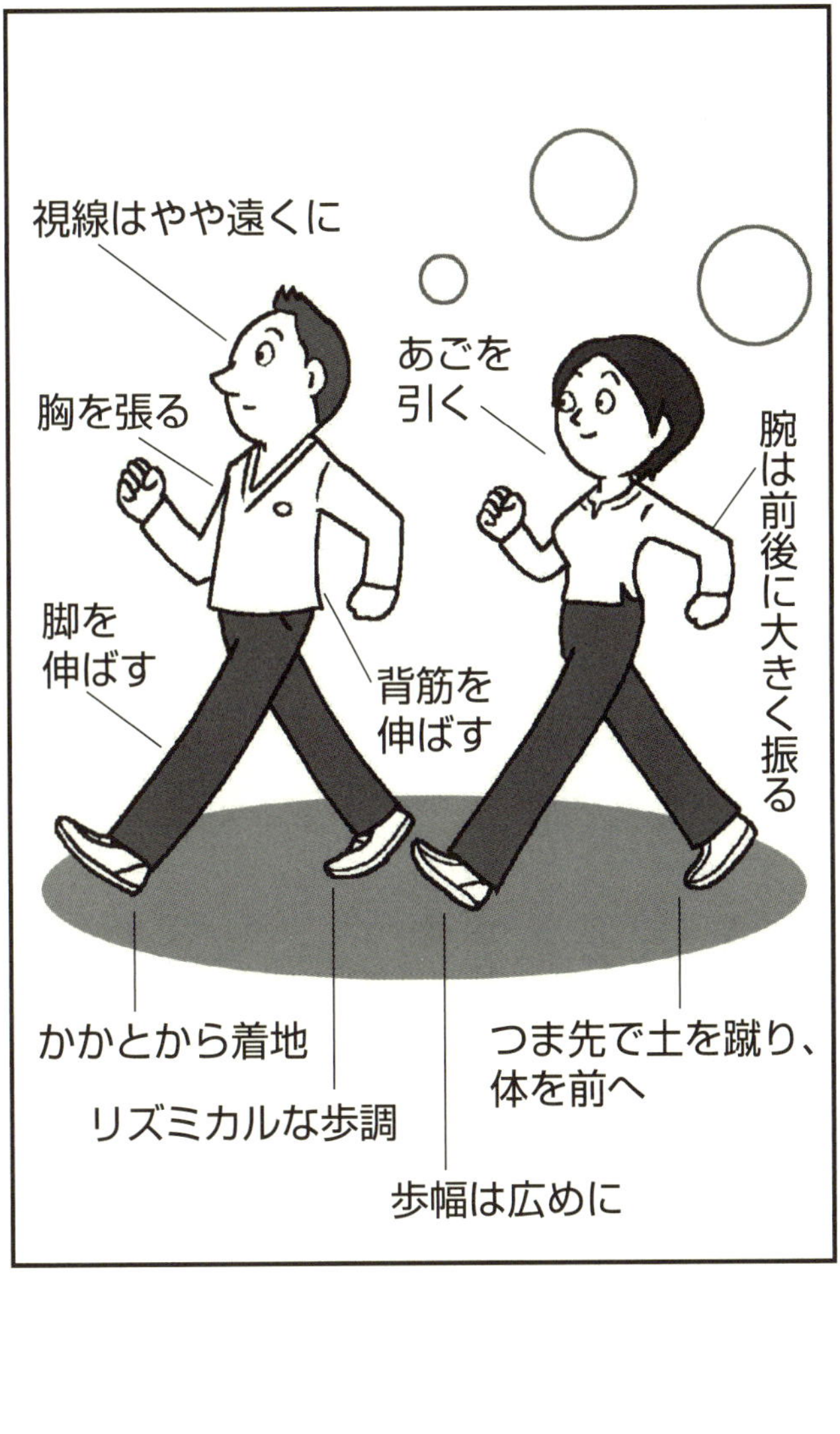
視線はやや遠くに
あごを引く
胸を張る
腕は前後に大きく振る
脚を伸ばす
背筋を伸ばす
かかとから着地
リズミカルな歩調
つま先で土を蹴り、体を前へ
歩幅は広めに

3 なかなか続かない運動が無理なく続くコツ

診察室で「もう少し歩きましょう」と私に言われて「嫌だ」という人にお目にかかったことはありませんが、「歩いていますか」と聞くと、「なかなか続かなくて」と多くの方がおっしゃいます。続けることが難しいのです。

どうすれば、ウォーキングなどの運動が続けられるのでしょうか。

続けるコツは、習慣にしてしまうこと。顔を洗う、歯を磨くといったことと同じように、歩くことが習慣になれば、「今日は行こうかどうしようか」などと思い悩むことなく続けられます。

習慣づけるのに、いい方法があります。

まず、**記録をつける**こと。歩数計を入手して、1日にどのくらい歩いているかをチエックしましょう。

最近の歩数計は、1日に歩いた歩数を数えるだけでなく、1週間分の記録ができるものや、さらにパソコンに記録を移すことができるものなど、ずいぶん優れた機能がついています。パソコンにつなげられれば、いちいちノートなどにメモをする必要もありません。

記録をつけていくことで、実行した日の達成感も増し、次へのはげみにもなります。最近は歩数計も便利になって、東海道を歩き通したり、『奥の細道』の距離を踏破したり……といった楽しい記録が取れるものもあるようです。

このように、記録をつけていくことのほかにも、運動が楽しく続けられるコツをいくつかあげておきましょう。

・「現実的な目標」を設定

ウォーキングの場合、区切りのいい1日1万歩を目標とするのはいいのですが、すぐにそれができるでしょうか。目標を高くすると、それが達成できないためにいやになってしまい、続かなくなることがあります。これでは、元も子もありません。

1日6000歩、7000歩でもいいのです。まずできることを目標にします。そして、**プラス1000歩**多く歩くことです。

・ゴールを「遠くに」置かない

「半年後や1年後に何キロやせよう」などと目標を遠くに設定していると、達成感がありません。**目標は「明日できるもの」でいい**のです。

たとえば、明日は今日より500歩多く歩こう、という目標なら、達成感をすぐに得られるはず。

そして、これも肝心なのですが、何キロやせたということにあまりこだわらないことです。「何キロやせた」という体重の変化より、「1000歩多く歩けた」ことのほうが重要です。生活習慣がいい方向に変わることが、健康長寿へつながるからです。

・目標を固定しない

ある目標を設定しました。しかし、それは実現できませんでした――よくあることですね。そんなときは新たに**目標を設定し直せばいい**のです。

テストを受けているのではありません。1回のチャンスしかないわけではありません。何度も何度もチャレンジして、やり直せばいいのです。不可能な夢を追いかけては意味がありません。できることを目標に。

・できなくても自分を責めない

毎日1万歩歩くという目標を立てたとします。これが達成できなかったときに、なぜできなかったのか、何が足らなかったのかと自分を責める人がいます。

それよりも、「できることをやってみよう」と考えたほうが、合理的で満足感もあります。たとえば、「まず1000歩増やす」という目標も、**今日できなかったら、明日やればいいと考えればいい**のです。1週間という時間の幅で見ようとか、余裕を持って取り組むことが成功の秘訣です。

4 体重計は洗面所でなく「寝室」に！

「歩いた歩数を記録しなさい」ということをはじめ、記録、記録とうるさいと思われるかもしれませんが、記録することは非常に重要です。

自分が思い描いている通りにやせるために、ぜひすすめたい「記録法」がもうひとつあります。それは「**体重変化の記録**」です。

これは**1日4回体重を測って記録するという「グラフ化体重日記」**という方法です。**測るのは「起床直後・朝食直後・夕食直後・就寝直前」の4回**です。

100グラム単位、もしくは200グラム単位で測れる体重計がいいのですが、このように1日に4回体重を測ると、それぞれで数値が微妙に変化しているのがよくわかります。そして、食事のコントロールや運動を始めると、その効果がグラフに体重

1日4回体重を測って記録

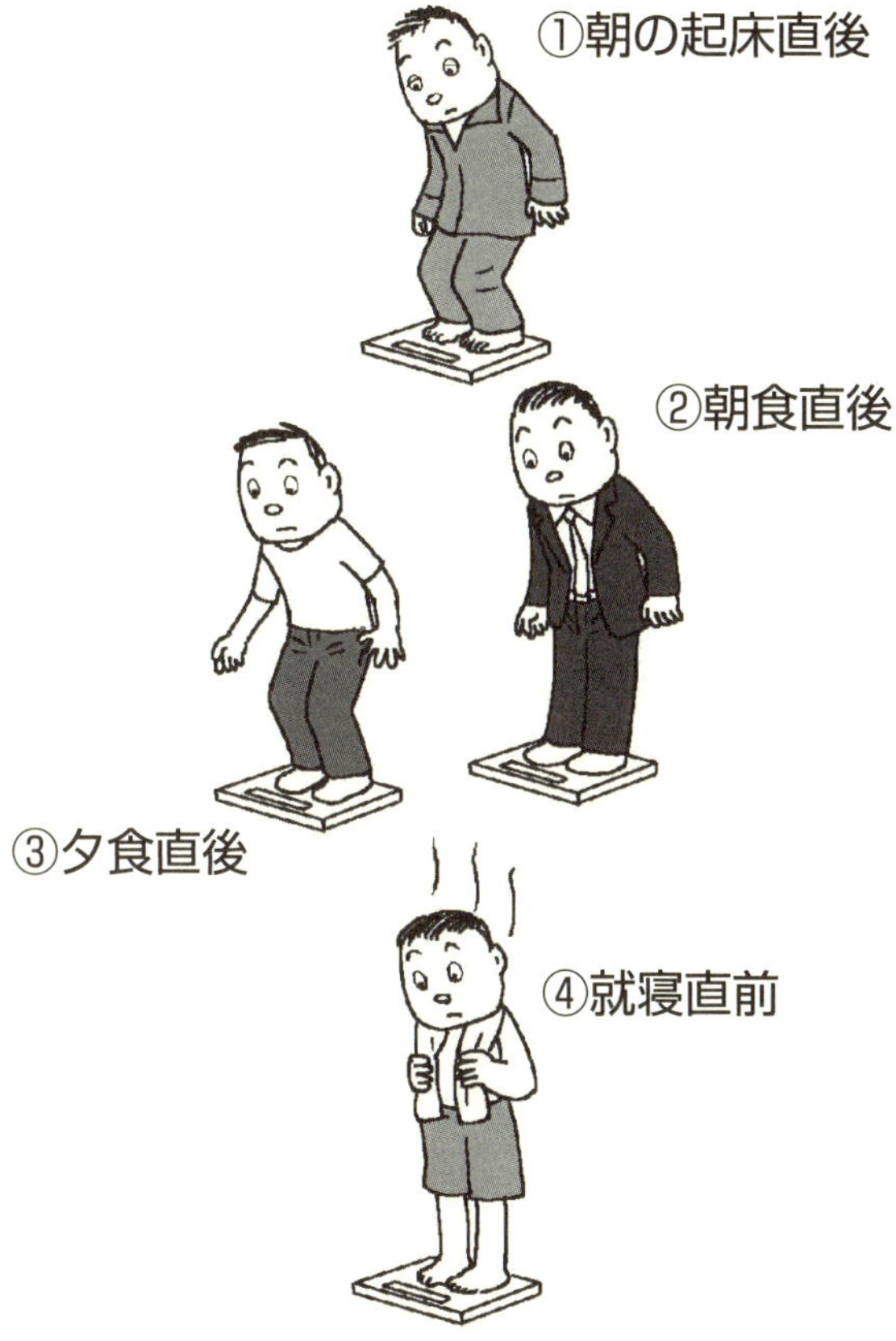
①朝の起床直後
②朝食直後
③夕食直後
④就寝直前

体重が一番少ないのが「①起床直後」、多いのが「③夕食直後」という変動をくり返して減っていく。

の変化として間違いなく表われます。

まず、起床直後、トイレに行く前に測ってみましょう。

次は朝食直後、トイレに行ったあと、朝ご飯を食べてすぐです。

それから普通に1日の活動をして、今度は夕食直後に測る。

そしてお風呂に入り、トイレに行ってさあ寝ようとする就寝直前に測るのです。

下着姿など毎日同じ姿で測り、それぞれきちんとグラフに記録していきます。

バランスよく少なめの食事を摂り、間食をやめて夕食後に何も食べなかったという「減量に理想的な食事」をしたとすると、1日の体重の変化はどのようにグラフに表われるでしょうか。

一番体重が少ないのが起床直後で、朝食後に少し上がり、夕食直後でピークに達します。そして、就寝直前で少し下がり、翌朝の起床直後に一番下がってきます。

できる範囲でよい食事や運動を続けると、この1日の変化をくり返しながら、徐々に体重が減っていきます。急激に食事量を減らしたり、運動量を増やしたりしなくても、必ず減ってきます。まずは一度、1日に4回体重を測ってみてはいかがでしょう

「『やせる』を実感！」記録グラフ

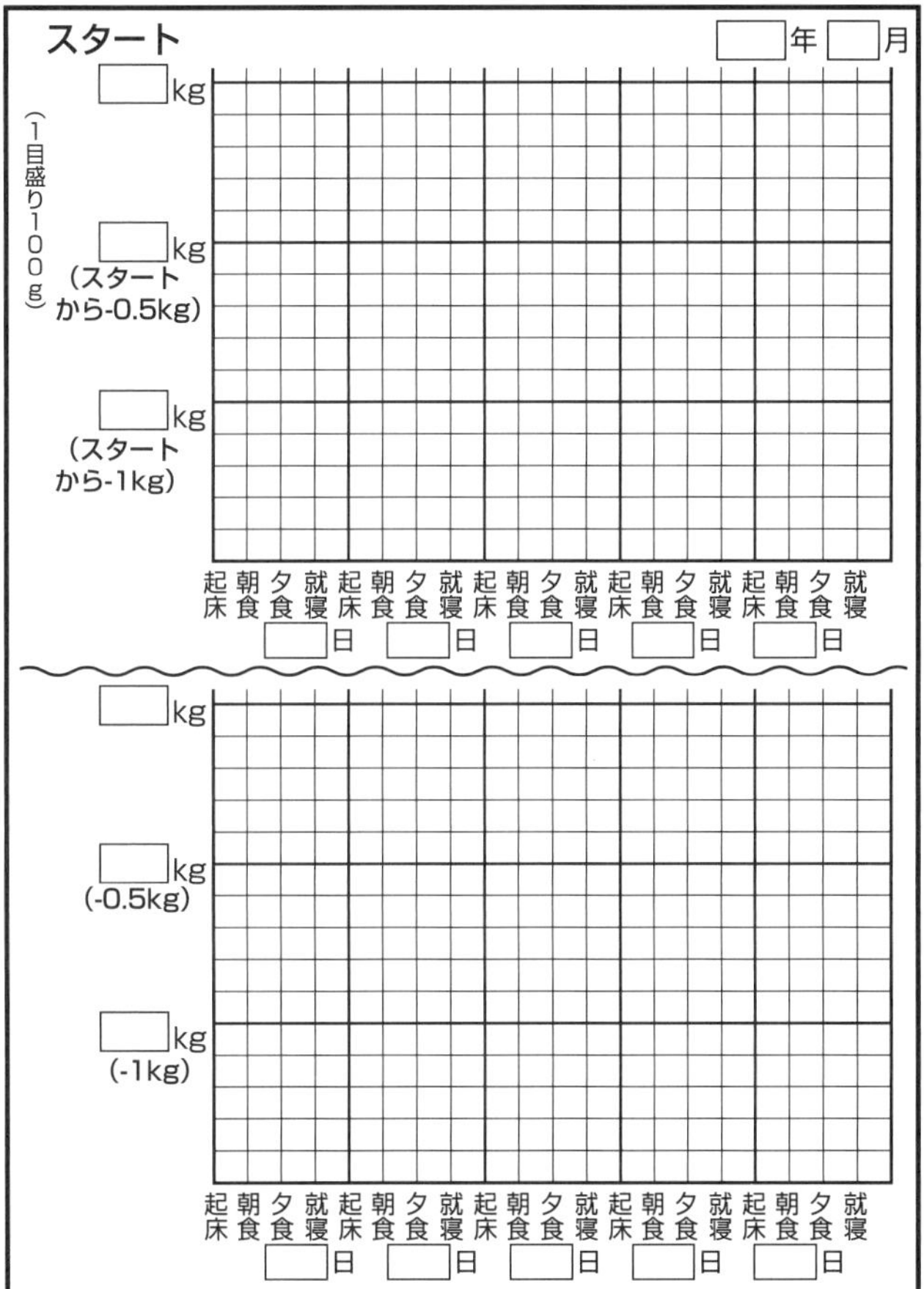

「起床直後、朝食直後、夕食直後、就寝直前」の
1日4回体重を測って体重変動を実感。
（坂田利家大分医科大名誉教授の研究より）

か。体重が変わらないものではないことを実感できると思います。

ドカ食いをしたり、バランスの悪い食事を続けていると、グラフにきれいな1日の山型のカーブができません。そういうときは翌朝体重が減らないばかりか、増えているはずです。山が急に高くなっていきます。これが肥満の始まりです。

このグラフを見ているだけで、自分の生活を顧みることができるのです。

1日に4回体重計に乗ることができなければ、「夜寝る直前」と「朝起きてすぐ」に測ってみるだけでもOKです。

体重計を洗面所や脱衣所に置かずに、ベッドルームに持ち込んで寝る前、朝起きてすぐに測ります。もちろん記録もつけます。これだけでも体重の変化を実感できます。

目標は朝と晩の体重の差を600グラム以内に抑えるようにすること。

食事はドカ食いをしない、早食いもしない、脂っこいものや炭水化物ばかり食べないなど、3章であげたようなバランスのいい食事を心がけてください。それに運動。ウォーキングなら1日1万歩が目標ですが、まずはプラス1000歩です。

体重計は寝室に置くのがベスト

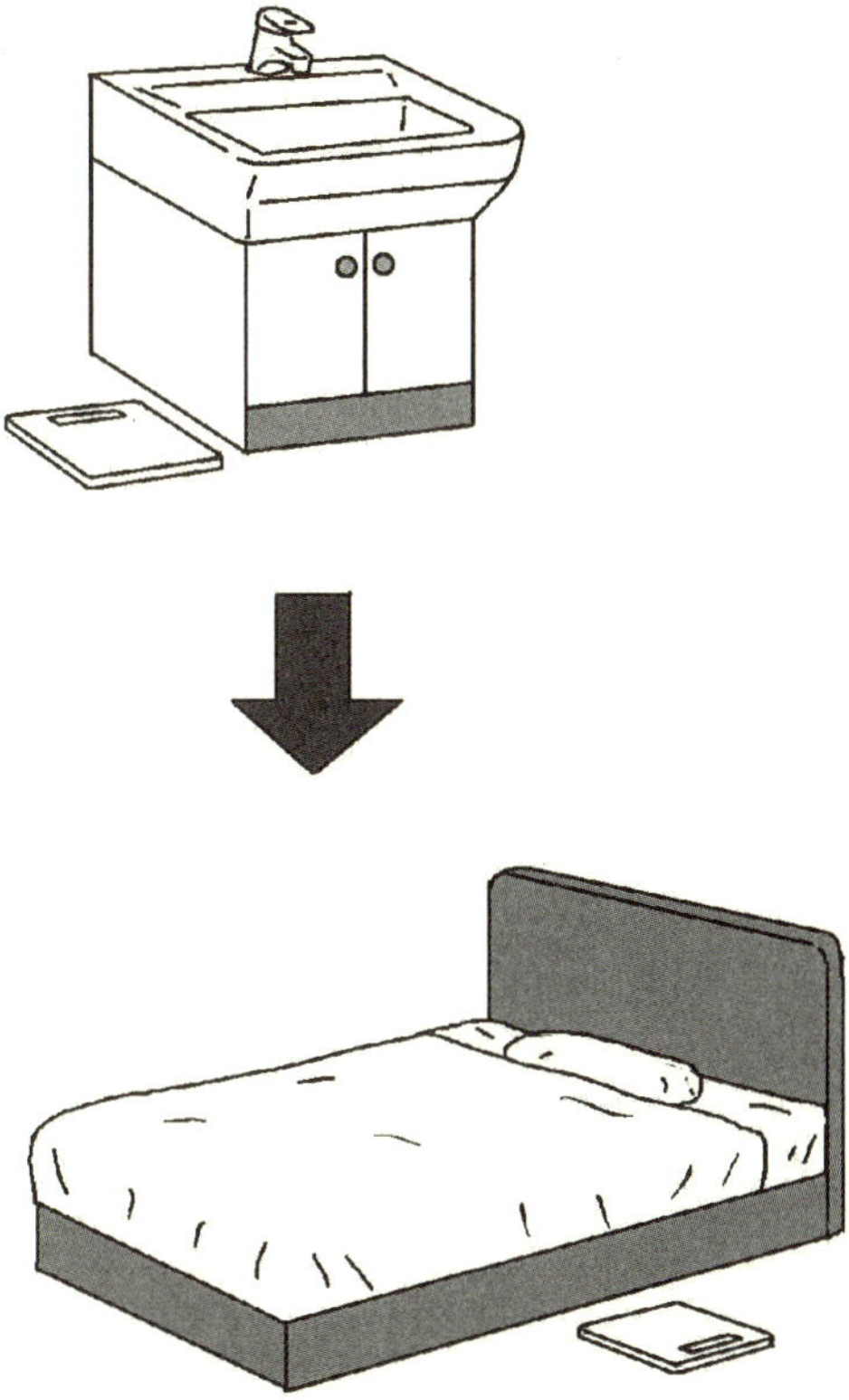

朝と夜の体重差を600グラム以内に抑える
やせ方がベスト。
それを知るためにも体重計は寝室に。

5 体重減少にブレーキがかかったときは

食事を変えたり、運動をすることによってやせ始めても、しばらくたつと、体重が減らない時期がやってきます。

停滞期といいますが、専門的には「適応現象《てきおうげんしょう》」といわれる状態です。

なぜこうなるかというと、体重が減っていくと、基礎代謝（25ページ）も低下していきます。体は自分を守るために食事の量（いわば収入です）が少なくなっても、なんとか体重が減らないように、支出も抑えるわけです。

これは長年、飢餓との闘いを続けてきた、人類の持っている生体防御機能であり、収入が減ってきたときは支出も抑え、体を維持しようというはたらきなのです。

少ない収入に体を適応させようとしているわけですが、これも一時期で、さらに減量や運動を続けると、体重はまた落ち始めていきます。

この**停滞期に挫折してしまう人が多いのですが、体重コントロールの成果が表われ始めたのだと思って、もうひとがんばりするチャンスなのです。**

そういう挫折しそうなときは、かつてのオリンピックメダリストのマラソンランナー、有森裕子さんの言葉ではありませんが、自分をほめてあげてください。

今までの生活をただくり返しているほうが、誰だってラクです。新しいことにチャレンジする、それ自体すごいことです。

ウォーキングを習慣にするためにも、「ごほうび」が必要です。よくやった、がんばったと自分をほめてあげること。わずか１０００歩多く歩けただけでも、がんばったとほめてみる。これが意外に効果があるのです。

そのためにも、毎日どのくらい歩いているかという記録をとっていると、歩数がだんだん伸びていくのがわかります。

最終的に１日１万歩が目標ですが、目標に徐々に近づいているのがわかります。ほめるといいましたが、**1万歩という目標に達成したらほめるのではなく、毎日毎日の歩数が変化していったら、そのたびごとにほめてあげましょう。**

ほめることで目標達成が早くなります。ほめるのは、日々の歩数が増えていくという、よい結果に対するごほうびです。こうしたごほうびがもらえると、ますますいい行動をするようになる、これもれっきとした行動療法のひとつです。

前々項で、何キログラムやせたという体重の変化に重きを置くのでなく、生活習慣が変わったことにポイントを置くと述べました。大切なのは習慣の変化です。

習慣の変化が見えてきたら、ごほうびをあげましょう。

それは何でもOKです。ウォーキング・シューズを購入するとかウインドブレーカーを買うとか、ウォーキングをしていて楽しくなるものを買うのもいいでしょう。

このような「モノ」でもいいのですが、何といっても効果的なのが、他人からほめられること。

ウォーキングを始めるときに、仲間がいたほうがいいというのはそのことです。

ほめる、ほめられるという関係ができます。一人で始めるより、仲間と一緒に始め

昨日より多く歩けただけでいい

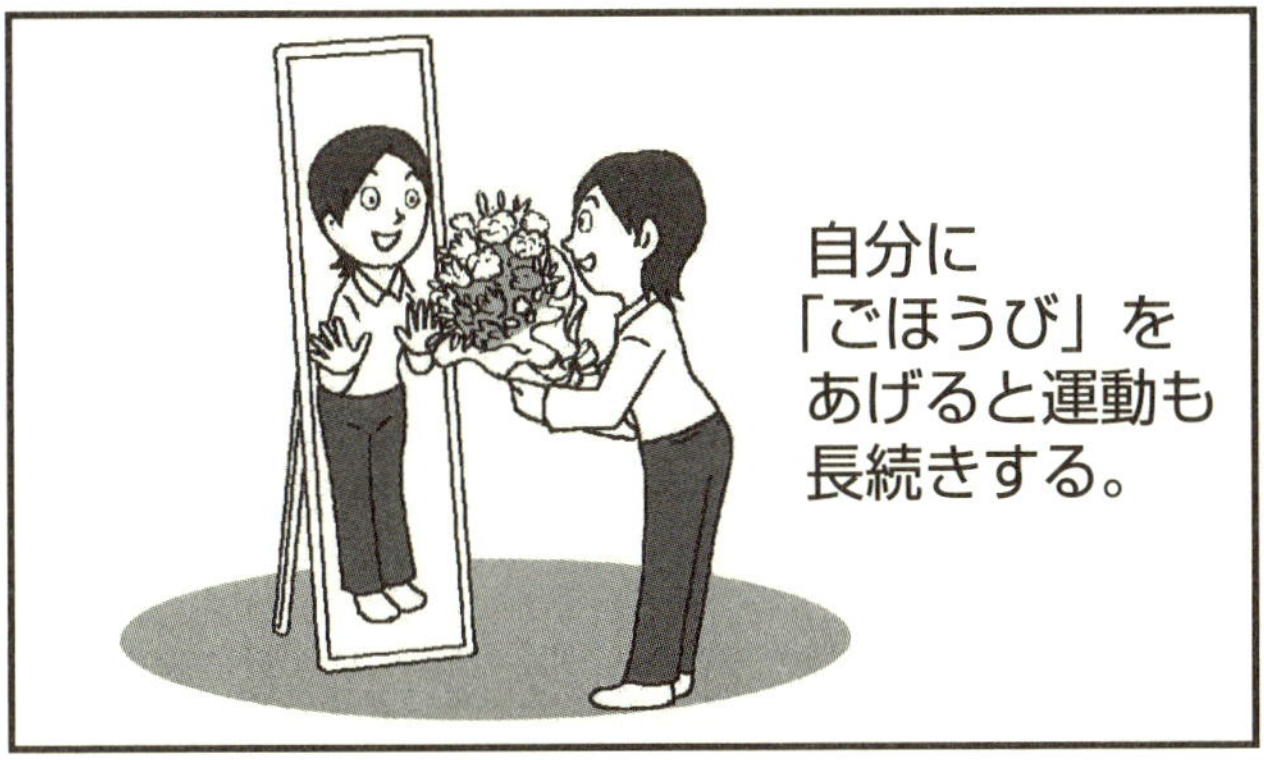
自分に
「ごほうび」を
あげると運動も
長続きする。

る。家族や友人の中にも、やせたい、もっと健康体になりたい、と思っている人が必ずいるはずです。ひと声かけてみたらいかがですか。

ここでひとつ重要なことがあります。

それは、**ほめるのとは逆に、自らに罰を与えたりするのはよくありません。**「よくやった」「がんばっているな」とほめることが大切で、「ダメじゃないか」「できないのか」というマイナスの言動はよくありません。

目標は、今は達成できていなくても、いずれ必ず達成できます。あなたは習慣を変えたのですから。

6 日常生活をまるごと「肥満解消」に変えてしまう法

やせるためには、体の中の脂肪を燃やさなければなりません。脂肪を燃やせるところは筋肉です。つまり、**「筋肉を鍛えること」が「脂肪を減らすこと」に直結します。**

お腹の筋肉を鍛える腹筋運動、腕や胸の筋肉を鍛える腕立て伏せ、足腰の筋肉を鍛えるスクワット、太モモやお尻の筋肉を鍛えるヒップエクステンションなど（それぞれのやり方は次ページ）、いろいろな体の動かし方があります。これらの運動をウォーキングと合わせて行なうのは大変いいことです。腹筋運動やスクワットなど、筋肉を鍛える運動は、筋肉を大きくして筋肉自体のカロリー消費量を大きくすることができます。腹筋や胸の筋肉、太モモの筋肉、これはみな大きな筋肉です。これらの筋肉が鍛えられれば、当然脂肪の消費量も多くなります。

1日トータル15分を目標に

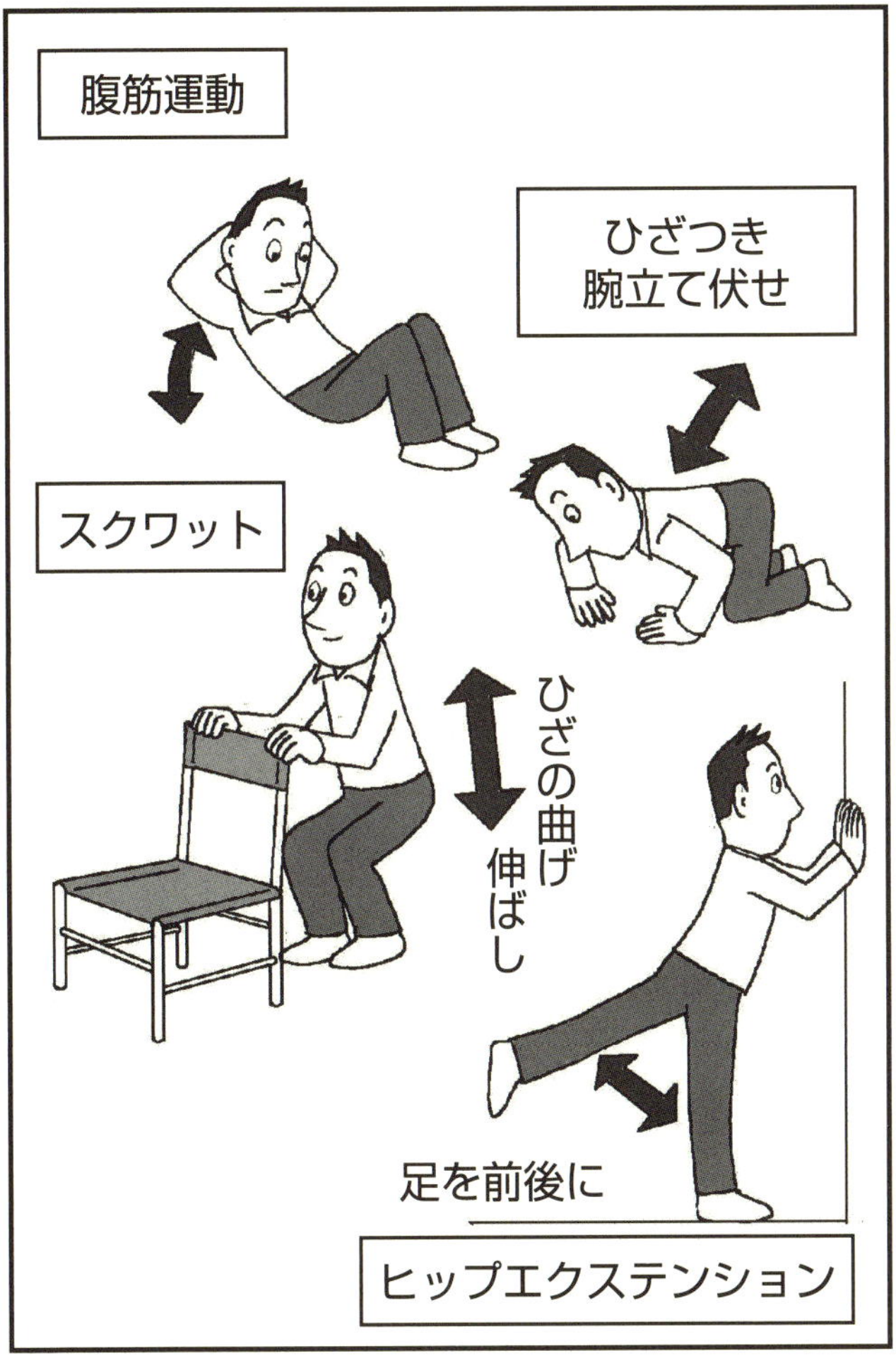

腹筋運動やスクワットといったものなら、テレビを見ながらでもできるでしょう。

仕事や家事をしていて、気分転換をしたいときに、軽く体を動かしてみると、心身がリラックスします。肩こりや腰痛の予防にもなるので、**無理なくできる範囲で1日トータル15分間くらいを目標に**実行してみるといいでしょう。

また、最近、これらの運動の一つひとつをゆっくりやると効果がぐんと増すという報告がありました。ゆっくりやれば、リラックス効果もいっそう大きくなります。

厚生労働省が発表したメタボリックシンドロームを解消するための『健康づくりのための運動基準2006』にも、健康づくりに役立つ生活の中での体の動かし方が出ています。

ここでは日常生活の活動に「メッツ」や「エクササイズ」という基準を設けています。

ちなみに「1メッツ」は、座った状態で安静にしているときに消費するエネルギーのこと。これが3メッツになると、「1エクササイズ」と数えます。

運動量の目安 ——「1エクササイズ」とは

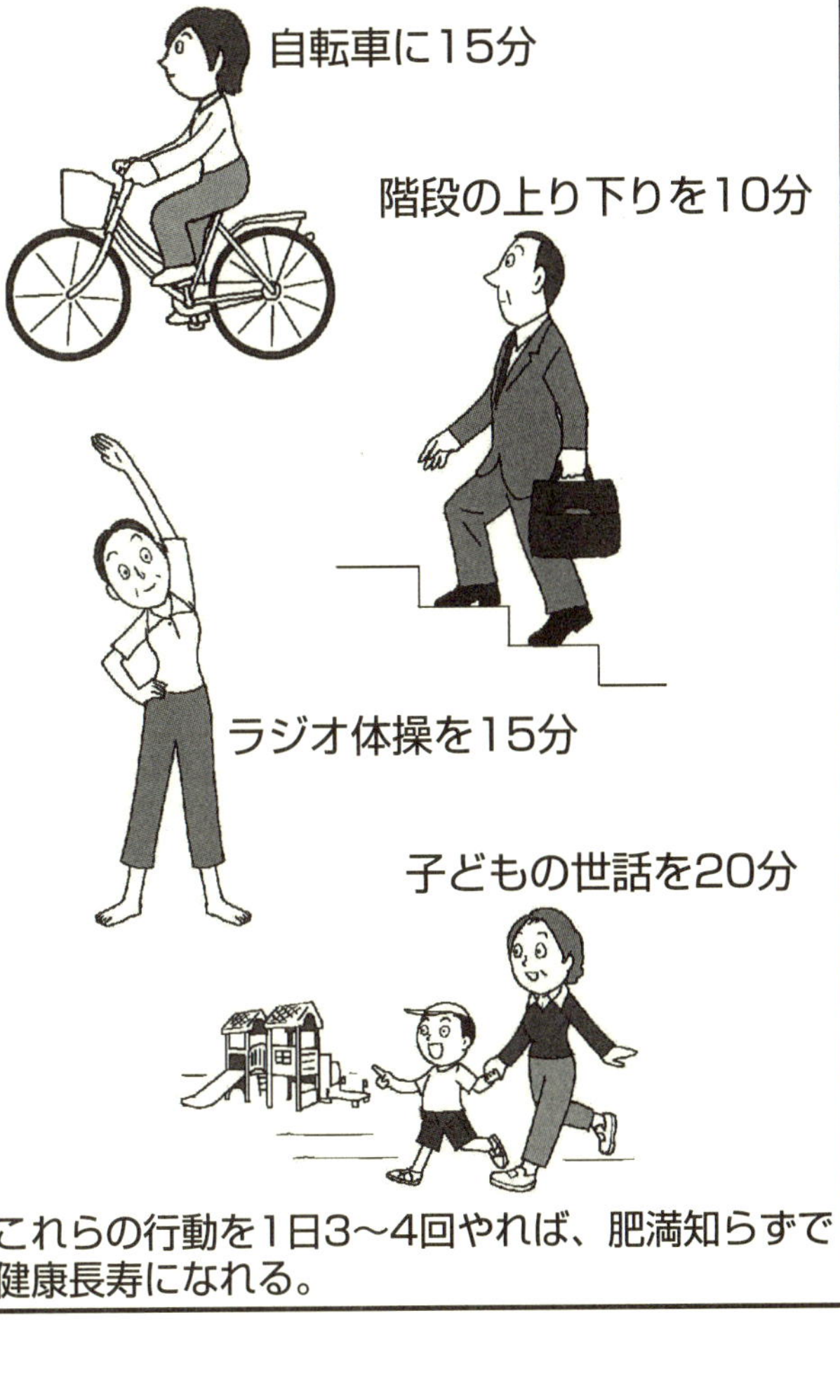
自転車に15分
階段の上り下りを10分
ラジオ体操を15分
子どもの世話を20分

これらの行動を1日3～4回やれば、肥満知らずで健康長寿になれる。

たとえば、普通に20分間歩くと3メッツ、つまり1エクササイズ。安静にしているときの3倍のエネルギーを使っているということです。

1日平均「3〜4エクササイズ」の活動をすることが、メタボリックシンドロームが解消できる目安とされています。

ちなみに、私たちの日常生活で「1エクササイズ」になるのは、

・普通に歩く、床のふき掃除をする、子どもの世話をする、車を洗う、荷物の積み降ろしを行なう——それぞれ20分間続けたとき
・速く歩く、自転車をこぐ、庭仕事をする、子どもと遊ぶ、介護をする——それぞれ15分間続けたとき
・階段の上り下り、家具の移動、雪かき——それぞれ10分間続けたとき
・重い荷物を運ぶ——7〜8分間続けたとき

それぞれ多少の違いはあるでしょうが、ふだんの生活で、どれくらいエネルギーを

使っているかがおおよそわかります。

運動の例で見ると、「1エクササイズ」になるのは、

・ウエイトトレーニング（軽・中強度）、ボウリング、バレーボール、フリスビー

――それぞれ20分間続けたとき

・体操（ラジオ体操など）、ゴルフ（カートを使って）、卓球、バドミントン、アクアビクス、太極拳――それぞれ15分間続けたとき

・軽いジョギング、ウエイトトレーニング（高強度）、水泳（ゆっくり）、テニス、スキー、スケート、ジャズダンス、エアロビクス、サッカー、バスケットボール

――それぞれ10分間続けたとき

・ランニング、水泳、柔道、空手――それぞれ7～8分間続けたとき

いかがでしょうか。本格的にスポーツをしなくても、家の中の仕事でも意外と体を使い、エネルギーを消費していることがわかります。

車を洗ったり、床を掃除したり、子どもと遊ぶという生活活動で結構な運動量になっているのです。加えて、ビジネスマンなら通勤のときにひと駅手前で降りて歩くとか、主婦なら自転車をやめて歩いて買いものに行くのもいいでしょう。

厚生労働省が**目安にしている1日3～4エクササイズなら、20分歩いて、掃除をし、ラジオ体操をすれば達成です。**これならできそうですね。家の中がきれいになって、なおかつ健康にも結びつく、これこそいいことずくめです。

体にとってもいい循環が生まれ、生活活動もより活発になっていけば、確実に減量できることでしょう。

ところで、脂肪が燃え始めるのは、ウォーキングなどの運動を始めて10分くらいたってからと述べました。

さらに脂肪が燃えるためには大量の酸素が必要です。**酸素をたっぷり取り込むことができるような運動が最適**です。そこで、ウォーキングやジョギングのような、酸素が体の中に入ってくる運動が最適なのです。ウォーキング以外には水泳、登山など、時間をかけてできるスポーツもいいでしょう。

このような酸素を体の中にたっぷり取り込むことができるのが、いわゆる「有酸素運動」ですが、短い距離を全力で走る100メートル走などは、一見、激しい運動ですが、体を動かしている間、酸素を使わず、脂肪が燃えません。脂肪が燃えるための時間と酸素がないからです。

このことからも、**腹筋運動や腕立て伏せなどをするときは、息を止めてはいけません。体操をしながらゆっくりとした呼吸を心がけること。**ウォーキングにしても体操にしても、始める前とあとは深呼吸をしたほうがいいのです。

血液は私たちの体内を一周するのにおよそ70秒かかります（安静時）。これが運動をして脈が速くなると、最高ではわずか6秒で体内を一周してしまうといいます。

私たちの心臓や血管にはこれだけのキャパシティがあるのですが、一気にこの血液のスピードを速くするのはよくありません。体を動かすには準備運動・ウォーミングアップや整理運動・クールダウンが必要なことはいうまでもありません。

☆今すぐできること——4章のポイント

◎今より「もう1000歩」多く歩く

◎体重計を寝室に置く

◎10分以上歩く。そこから脂肪が燃え始める

◎食後2時間してから歩く

◎腹筋運動やスクワットもよいが、「息を止めずにゆっくりと」

5章

［実証例］50歳すぎて体が軽くなると、こんなにいいことが！

——「検査値、体力、頭の冴え、見た目、意欲……」この効果

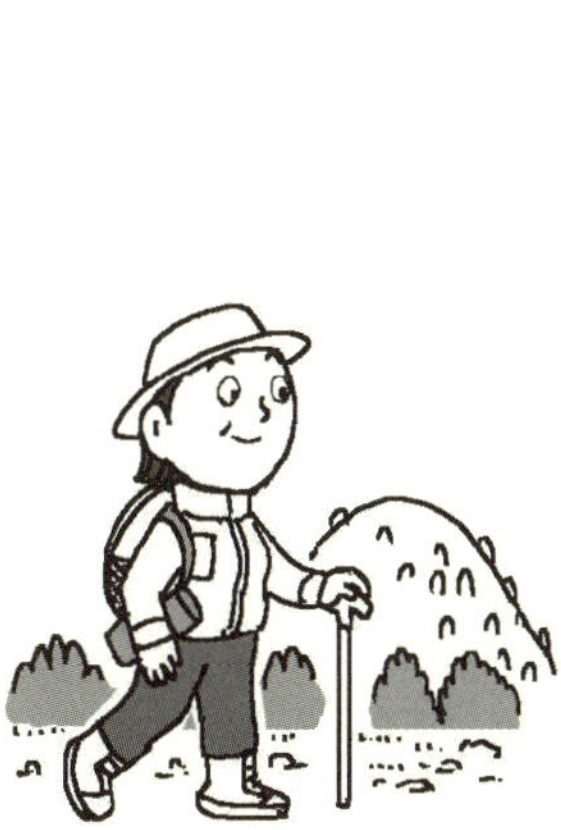

◎仕事を辞めたとたんに太った……を解決

O・Kさん（61歳・女性）の話

私は身長が148センチと小柄ですが、体重は最高で66キロもありました。BMIを計算すると30・1です。**60歳で仕事を辞めたとたん、1カ月半で10キロ近くも太ってしまった**のです。

友人から、白澤先生の「メタボ外来」を紹介されました。実はその友人も結構太めだったのですが、先生のところに行ったら、簡単にやせられたというのです。外から見ても何かスマートになっていて、うらやましい思いをしていました。

私も以前からコレステロール値が高く、定期的に病院にかかっていたのですが、白澤先生の「メタボ外来」なら、もっとやせられ、検査値もよくなると思ったのです。

白澤先生に活動量計（1日の運動量が記録される器具）をわたされ、まず**今より1000歩多く歩くこと**、そして目標は「1日に1万歩」と勧められました。それに食事の指導も受けました。1日の摂取カロリーは1200キロカロリーが目標です。時間が自由になった分、好きなものを好きなときに食べてしまったり、ついついお酒も飲みすぎていました。

活動量計を身につけると、運動をサボっていることが記録に残ってしまうので、いやでも体を動かします。ほぼ毎朝、40分は歩いています。それに買い物などを加えると、1日に1万歩をクリアできるようになりました。

体重は1カ月半で2・5キロの減量に成功、高かったコレステロール値もまったく正常になりました。

もう少しやせて、以前の50キロ台半ばに戻したいので、食事のコントロールは続けたいと思っています。ウォーキングはもう習慣になってしまったので、無理なくできるようになりました。友人がどんどんスマートになっていった理由がわかる気がしています。

◎パソコンで座ってばかりの仕事——でも減量に成功

F・Hさん（32歳・男性）の例

「学生時代はガリガリだったんですよ。体育会のテニス部で毎日テニスばかり。テニスのおかげかもしれませんが、20歳のころは体重も50キロ台だったんです」

というFさん。失礼ですが、当時の面影はまったくありません。体重は88キロ、身長は170センチですから明らかな肥満体です。

「学生時代はいくら食べても太らなかった」ということですが、社会人になって体を動かすことが極端に少なくなったそうです。**仕事（マルチメディアデザイナー）柄、パソコンに向かう時間も長く、食事も不規則**で、仕事相手と打ち合わせをしながら夜遅くまで飲むこともあり、気がついたときには今の状態だったそうです。

そんなとき、Fさんの体に異変が起こりました。胸が突然痛くなったのです。病院で検査をすると、肝臓が見えないくらい内臓に脂肪がびっしりついていました。30代だというのに動脈硬化も進行し始めています。

Ｆさんには、10キロの減量を目標にしてもらいました。最終目標は10キロ減ですが、**まず3カ月で体重の5％分、4キロを減らすこと**です。

3カ月プログラムの内容は、おもに体を動かすことです。体を動かすといっても、今のＦさんにはハードなトレーニングはできず、やる時間もありません。そこで勧めたのが、毎日10分くらいバランスボールに乗って体を動かすことです。バランスボールとは、直径が60センチほどのビニール製の大きなボールです。

柔らかいボールなので、その上に座るだけもバランスを取らなければなりません。ボールに座った状態で前後に体を動かしたり、腕を大きく広げたり、いろいろな体操をします。これで、体の奥にある筋肉（インナーマッスル）が鍛えられます。

本来、体を動かすことが好きだったＦさんは、このバランスボールが気に入り、仕事中も、イスの代わりにバランスボールに座ってパソコンに向かったそうです。

最初は週に1回、バランスボールの運動のしかたについてスタジオに行ってレッスンを受けましたが、そのときインストラクターからよく注意されたことは姿勢。「**いかに自分の体が悪い姿勢に慣れているのか**と驚きました。バランスボールに座る

と自然と姿勢がよくなってくるようです。背筋を伸ばす『いい姿勢』のほうがだんだんラクになってきました」（Fさん）

Fさんは、**毎日体重を測り、3カ月後には10キロ減り、体脂肪率は29％から22％まで落ちました。そのほかの血液データも驚くほどよくなりました。**体重の数値以上に、体の中は大きく変化していたのです。

「今まで着られなかった洋服がスッと入るようになりました。ベルトの穴でいうと3つ分です。会う人ごとに『やせたね』『見違えたな』と言われました。それまでは、学生時代の私を知っている人から『太った、太った』とばかり言われ続けていましたから、『やせたね』と言われるのは本当にうれしいです」

ずっと抱えていた腰のだるさも消え、Fさんは今は買い物に行くにもクルマに乗らずにさっさと歩いていきます。動くのがおっくうでなくなったといいます。これは体が軽くなった証拠でしょう。

今は学生時代の体型への復活を目指してがんばっています。

◎インスリン注射がやめられる日

I・Yさん（57歳・女性）の話

糖尿病は、なかなか自分でコントロールができなくて、インスリン注射を打っています。白澤先生には運動を勧められているのですが、**義母の介護で家を長く空けることができず、ストレスもあって、ついつい食べすぎてしまいます。**

ちなみに体重は66・2キロ。身長が165センチありますから、女性では大きいほうです。

何とかしなければと思っていたとき、家の近くにスポーツジムができました。夫がその間はヘルパーさんを雇ってもいいと言ってくれたので、週に2回行くことができるようになりました。

スポーツジムに通い始めて、夜もよく眠れるようになり、糖尿病もよくなってきました。ヘモグロビンA1cが、7・7から7・1に。少しずつですが、よくなっているので、インスリン注射でなく、経口の薬に変えてもらうこともできそうです。

◎動脈硬化の進行が止まった！

T・Tさん（70歳・男性）の話

ＭＲＩ検査で「脳梗塞《こうそく》を起こしたことがありますね」といわれ、びっくりしました。**脳梗塞を起こしても命に別状がないどころか、自覚症状すらない場合もある**ようです。私の場合はそれだったようです。幸いでした。

動脈硬化がどのくらい進んでいるのかを調べるため、両足、両腕の血圧も計りました。やはり、動脈硬化もかなり進んでいるそうです。

ここまでのデータを目の当たりにすると、一念発起せざるを得ません。すぐにできることというので、**早朝、家の近くの公園を歩くことに**しました。

徐々に歩く距離を伸ばし、現在では1万5000歩から1万8000歩歩いています。歩く時間にして2時間30分くらいでしょうか。毎朝4時ごろから歩き始めて、6時半まで歩きます。

ほぼ毎日続けて、約半年。

私の体内にうれしい変化が起こりました。コレステロール、中性脂肪、血液中の脂肪の値はすべて正常値の範囲になったのです。

半年前に「動脈硬化が疑われる」と診断されたのですが、「軽い動脈硬化が疑われる」という数値にまで改善しました。

これには、担当の白澤先生も驚いています。

運動を続けることによって、動脈硬化が改善されることが立証されたのです。悪化するのを抑えただけでなく、**動脈が柔らかさを取り戻した**のです。

一般に、動脈硬化は年齢とともに進行し、防ぐことができないと思われていますが、必ずしもそうではありません。

私の体が証明しています。

◎こんなことでも運動に！——心臓に心配がある人へ

H・Yさん（69歳・女性）の例

Hさんは、ちょっと閉じこもり気味でした。

理由は、お医者さんから言われた「心臓が悪いですね」というひと言。心臓のエコー検査で心筋梗塞が見つかったからです。

大事には至らなかったのですが、それからは、外に出るのが怖くなってしまったようです。

家の中に閉じこもってしまうと、死亡率が高まる傾向があります。

東京都老人総合研究所の研究によると、**閉じこもりの高齢者は、そうでない人より2倍近く死亡率が高く、認知症にもかかりやすい**ことがわかっています。

Hさんも体を動かさなくなったために、糖尿病も進行し、ヘモグロビンA1c（53ページ）も8・1まで上昇していました。

そこで、**土いじり程度の家庭菜園**をすることを勧めました。これくらいなら安心です。できる範囲で気楽にやりましょうと話しました。

Hさんが家庭菜園を始めて5カ月。

糖尿病の状態を表わすヘモグロビンA1cは、6・6まで下がりました。5・8以上だと糖尿病と診断されるので、もう少しで糖尿病から脱出でき、薬を服用する必要もなくなります。

心臓に心配があると、ついつい体を動かすのが怖くなりますが、医師の指導の下で行なえば、体を動かすことこそが一番のいい薬になるのです。

◎「やらされる運動」より「やりたい運動」を！

B・Mさん（54歳・男性）の例

Bさんは糖尿病、高脂血症、肥満と「メタボ」を絵に描いたような状態でした。糖尿病の指標であるヘモグロビンA1c（53ページ）の数値が高くなり、私の外来を訪ねてきました。このときのヘモグロビンA1cは10・9。これは糖尿病がかなり進行していることを示しています。身長が168センチ、体重は90キロなので、BMIは31・9。「高度肥満」という状態です。

Bさんにはまず、半年で**4キロ減量する必要性**を説明しました。**毎日の身体活動状態がわかる活動量計**（145ページ）**を欠かさず身につけてもらい**、1カ月に1度外来で診ます。最初の1カ月間は1日平均6682歩。もう少し歩くように指導しました。3カ月後の外来でヘモグロビンA1cが9・1と徐々に改善してきましたが、まだまだよくありません。このままではインスリン注射を使うことも検討する必要がありま す。ところが5カ月後以降、Bさんに大きな変化がありました。歩数が増え始め、6

カ月後には平均して8137歩、8カ月後には9570歩に増えたのです。体重も当初の90キロから79キロへと劇的に減り、ヘモグロビンA1cも6カ月後に7・2、8カ月後には7・0と改善されました。

Bさんに「激変」の理由を聞いてみると、返ってきた答えはなんとパラグライダー！パラシュートを身につけて山腹の斜面を使って離陸し、滑空するスポーツです。家の近くに木島平というパラグライダーができる場所があり、そこの教室に通い始めたそうです。通い出したら面白くなって、教室がない日でも体を動かすようになり、1日の運動量が増えてきたのです。

パラグライダーとは、なんとも大胆なチャレンジだと驚きましたが、きちんと学べば誰でもできるスポーツだとのこと。Bさんの例は特殊かもしれませんが、**新しいことに挑戦してみると、体を動かすのがもっと楽しくなる**のです。

私の知っている人で、プールで歩くのを日課にしている男性がいますが、水着姿の若い女性に会えるのが楽しみだと、こっそり打ち明けてくれました。**運動に対するモチベーションが上がり、体の状態がよくなれば、動機はなんでもいい**のです。

◎肥満解消で「慢性睡眠不足」も解決へ

S・Sさん（48歳・男性）の例

「睡眠時無呼吸症候群」という病気をご存じでしょうか。これは**肥満と大いに関係があって、眠っているときに呼吸が止まってしまう病気**です。Sさんは、まさにこの病気でした。身長が160センチで体重は88キロ。ひざが悪く、体を動かすことができません。糖尿病も進んでいたので検査のために入院してもらったのですが、昼間、看護師が病室を訪れると、イスにもたれてうたた寝をしていることが多かったのです。

Sさんには減量が不可欠です。そこで1日の摂取カロリーを1200キロカロリーにし、本書でこれまであげたような食事を中心に、やせるプログラムを組みました。すると、約1カ月で糖尿病が劇的によくなりました。わずか4キロの減量ですが、効果は絶大でした。**体重を落とすことで「睡眠時無呼吸症候群」も改善されます。**これが昼間の元気と活力を増すことにつながり、いい循環になっていくと思います。

（了）

50歳《さい》すぎたら絶対《ぜつたい》にやせなさい！

著　者――白澤卓二（しらさわ・たくじ）

発行者――押鐘太陽

発行所――株式会社三笠書房

〒102-0072 東京都千代田区飯田橋3-3-1
電話：(03)5226-5734（営業部）
：(03)5226-5731（編集部）
http://www.mikasashobo.co.jp

印　刷――誠宏印刷

製　本――宮田製本

編集責任者　迫　猛
ISBN978-4-8379-2337-4 C0030
© Takuji Shirasawa, Printed in Japan

＊本書のコピー、スキャン、デジタル化等の無断複製は著作権法上での例外を除き禁じられています。本書を代行業者等の第三者に依頼してスキャンやデジタル化することは、たとえ個人や家庭内での利用であっても著作権法上認められておりません。
＊落丁・乱丁本は当社営業部宛にお送りください。お取替えいたします。
＊定価・発行日はカバーに表示してあります。

三笠書房

100歳までボケず、元気に生きる101の方法

1日10分のアンチエイジング

医学博士・順天堂大学大学院加齢制御医学講座教授
白澤卓二

うれしい効果が
続々と実証されています!

頭と体と心をどう使うか

◉野菜は「色の濃いもの」を選んで食べる
◉電車でも仕事場でも食卓でも「イスは浅く座る」
◉「吸う時間の2倍ゆっくり吐く」(肺機能強化)呼吸法
◉カバンを左右決まった手で持つな(体幹を強くする)
◉「インターバルウォーキング」で筋力、持久力をキープ
◉本屋さんでは「いつも行く書棚以外」も見る
◉脳も体も熟睡させる「うつぶせ寝、横向き寝」

T10067